Das ist Yoga

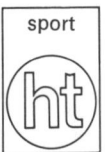

— Sirsasana (Kopfstand), die wichtigste und bekannteste Körperstellung im Yoga, übt die größte Wirkung auf die Blutzirkulation aus. Gehirn, Organe des Kopfes und die Hypophyse werden stärker durchblutet, das Herz wird entlastet.

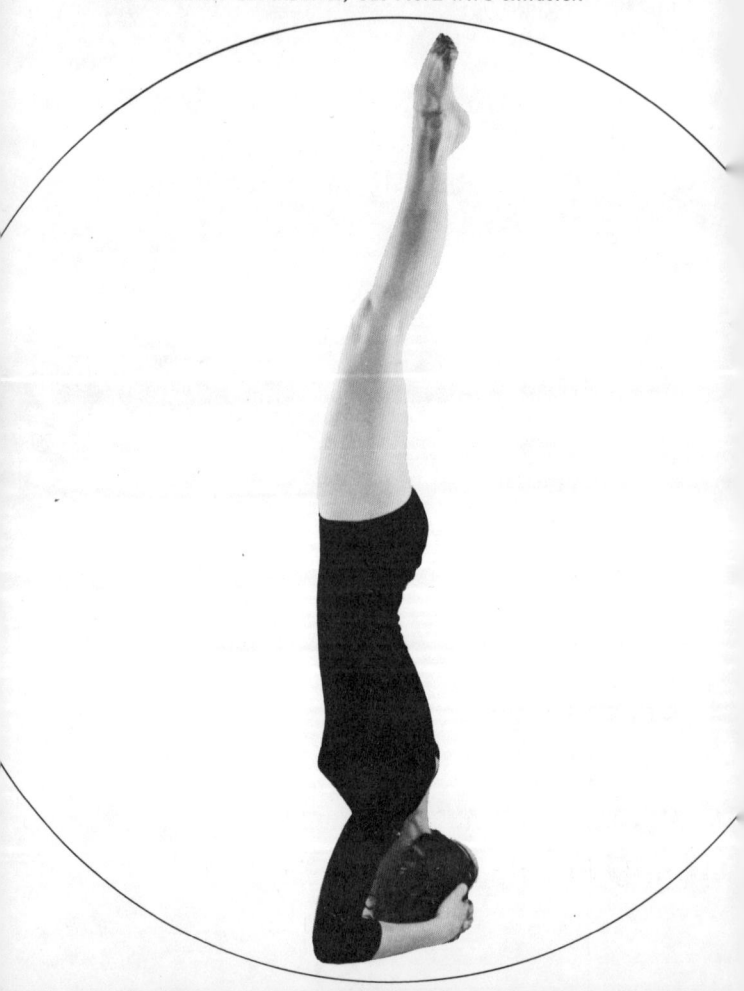

Das ist Yoga

Grundlagen und praktische Anleitung
Von Yogiraj Boris Sacharow

Überarbeitet von Nepal Lodh

Humboldt -Taschenbuchverlag

humboldt-taschenbuch 82
25 Zeichnungen

Umschlagfoto und Foto Seite 2: Bilderdienst
Süddeutscher Verlag

© by Gebrüder Weiß Verlag, Berlin
Druck: Presse-Druck, Augsburg
Printed in Germany
ISBN 3-581-66082-2

INHALT

VORWORT

Vieles ist über das Gebiet Yoga geschrieben worden. Jedes Jahr erscheinen Dutzende von Büchern, Artikel werden in jeder Illustrierten gedruckt, Vorträge gehalten, Volkshochschulkurse finden statt. Das Interesse an diesem Wissens= und Betätigungsfeld wächst fortwährend. Ebenso ständig wächst aber auch die Verwirrung; das vorliegende Schrifttum befriedigt in keiner Weise — weder die Forscher, noch die Praktiker. Für die einen ist das vorhandene Wissen wissenschaftlich ungenügend fundiert, und daher werden immer neue Versuche unternommen, das Gebiet mit bewundernswerter Präzision zu erfassen, die jedoch im Theoretisieren steckenbleiben. Da diese theoretischen Auslegungen für den Laien unzugänglich und vor allem nicht praktisch anwendbar sind, besteht daneben eine andere Tendenz: den ganzen Stoff möglichst praktisch darzulegen und dies selbst auf die Gefahr hin, daß die zuweilen skandalösen Wissenslücken durch noch haarsträubendere eigene Phantastereien ersetzt werden, von den Ausbeutungsversuchen dieses neuzeitlichen Dorados durch skrupellose, frischgebackene Auch= lehrer ganz zu schweigen.

Diese bedenkliche Situation hat mich veranlaßt, eine Einführung in die Yogalehre zu schreiben, die einerseits den Stoff jedem Laien zugänglich machen, andererseits aber, ohne in beiderlei Hinsicht ins Extrem zu verfallen, brauchbare praktische Anweisungen enthalten soll.

Ich bin mir dessen bewußt, daß auch diesem Versuch Mängel anhaften, wie jedem menschlichen Bemühen. Und doch habe ich mich von einseitigem Theoretisieren ferngehalten, ebenso wie von der Versuchung, aus meinen Kenntnissen der Yoga=Praxis Kapital zu schlagen. Ich darf mich daher in der Hoffnung wiegen, daß wenigstens die lautere Absicht Anerkennung finden wird nach dem klassischen Spruch: „Ut desint vires, tamen est laudanda voluntas" (Wenn auch die Kräfte fehlen, ist doch der Wille zu loben).

Boris Sacharow

> „Yoga ist nicht für denjenigen, der zu
> viel ißt oder zu wenig, der zuviel schläft
> oder wach bleibt, o Arjuna!"
>
> *Gita VI, 16*

> „Weder das Sitzen in der Lotosstellung
> noch das Schauen auf die Nasenspitze
> ist YOGA.
> YOGA ist das Einssein der Seele mit
> dem Allgeist."   *Kularnava=Tantra*

Es ist zwar nicht üblich, bei der Definition eines Begriffes mit negativen Wesensbestimmungen zu beginnen, aber angesichts der Fülle der Schriften über Yoga und des noch immer wachsenden Interesses der Leser erscheint es ange= bracht, mit den vielen falschen Vorstellungen und Hinzu= dichtungen auf diesem Gebiet, die in letzter Zeit überall auftauchen und die richtige Anschauung über Yoga zu ver= drängen drohen, gründlich aufzuräumen und deshalb zu= nächst festzustellen, was Yoga *nicht* ist.

Yoga ist keine Gymnastik, kein Turnen, schon gar nicht Akrobatik oder artistisches Können, das gewöhnlich ein bestimmtes Anfangsalter und sonstige Eignung voraussetzt. Jede Gymnastik ist Muskelanstrengung, zumindest Mus= kelzusammenziehung, und führt nur bis zu einem bestimm= ten Alter, etwa bis zu dreißig Jahren, zu den besten Erfol= gen. Da ist die Bewegung, das kraftvolle Springen die Hauptsache. Yoga ist gerade das Gegenteil davon: keine Muskelanstrengung, keine Anstrengung überhaupt, Mus= kel*dehnung* statt =zusammenziehung, *Entspannung* statt Spannung, Ruhe, ja sogar: „das Ausruhen vom Nichtstun", wie der Dichter einleuchtend sagt. Noch treffender drückt es chinesische Weisheit aus: „Sitzen ist besser als Stehen, Liegen ist besser als Sitzen, Nichtarbeiten ist besser als Arbeiten." Meistens bleibt der Yogi sitzen in einer Körper= stellung, so ruhig, wie ein Standbild verharrt, und macht

auf den ersten Blick tatsächlich den Eindruck des Nichts=
tuns. Darin ist aber das Geheimnis des Yoga beschlossen:
mitten in der erregendsten Tätigkeit Ruhe zu bewahren
und da, wo andere nichts tun, die größte Tätigkeit zu ent=
wickeln.

Ferner braucht der Yogi kein Arbeitsgerät wie etwa ein
Turner — sein einziges Requisit ist eine Decke, die unter
Umständen mehrmals zusammengefaltet werden kann.
Auch hierin ist Yoga das Gegenteil von jeglichem Turnen,
denn er verlangt von seinen Adepten keine schwungvollen
Übungen am Reck, am Barren oder an den Ringen. Ebenso
ist Yoga keine Akrobatik, da er in jedem Alter ohne Vor=
bildung angefangen und beliebig lange mit Erfolg fortge=
setzt werden kann.

Darüber hinaus ist Yoga nicht etwa wie Akrobatik auf
Grund des mehrfachen zwingenden Wiederholens eine An=
strengung, sondern baut lediglich auf der natürlichen An=
passungsfähigkeit des Körpers auf. Wenn zum Beispiel ein
Akrobat, der ohnehin schon im Alter von vier bis höchstens
sechs Jahren anfangen mußte zu üben, irgendeine schwere
Nummer vorführen will, so muß er sich hundertmal an=
strengen, um dem Körper die nötige Geschmeidigkeit abzu=
ringen. Nicht so beim Yoga: sein Adept *wartet*, bis der
Körper auf eine fast unmerkliche Forderung des Geistes
reagiert und sich diesem Reiz allmählich anpaßt. So erwächst
jede Leistung aus dem körperlichen Vermögen nach dem
bekannten *Arndt=Schulzschen=Gesetz*: „Schwache Reize
heben die Lebenskraft, größere Reize hemmen sie, größte
Reize zerstören sie." Ein größerer Reiz, wie er etwa bei der
Akrobatik den Körper trifft, würde also, da man Yoga vor=
wiegend in reiferem Alter betreibt, zumindest hemmend,
wenn nicht gar zerstörend wirken. Und dennoch weist sich
Yoga durch ein wahrhaft artistisches Können aus, jedenfalls
für den Nichteingeweihten, der sich diese ans Wunderbare
grenzende Dehnbarkeit der Gliedmaßen — um das Minde=
ste, nämlich die Wirkung auf den Körper zu nehmen —
einfach nicht vorstellen kann.

Hierzu wäre noch folgendes zu bemerken: in der jüng=
sten Zeit hat Yoga eine derart starke Verbreitung im We=
sten, besonders in Deutschland gefunden, daß man sich

sogar nicht scheut, in den fakirisch anmutenden oder sogar wirklich fakirischen Kunststücken den Indern nachzueifern. So berichtet die Presse neuerdings von dem Versuch eines Inders, in Europa eine Reihe von Yogaschulen zu gründen, in denen unter diesem Namen dem nichtsahnenden Laien die merkwürdigsten und eher zirkusmäßigen Auswüchse des echt indischen Fakirismus beigebracht werden sollen. Bei aller Anerkennung — wenn eine solche unter diesen Umständen überhaupt am Platze ist — des ernsthaften Be= mühens dieser Meister enthalte ich mich jedes weiteren Kommentars. Seit Jahrzehnten vertrete ich die echte Yoga= lehre, die ich übrigens seinerzeit zum ersten Male in Berlin vorgetragen und vorgeführt habe, als Yoga= Übungen, jedenfalls in Deutschland, noch gar nicht bekannt waren. Inzwischen ist diese Schulung, die ich damals ganz allein unter den denkbar ungünstigen Verhältnissen des Dritten Reiches betrieben habe, so weit gediehen, daß man jetzt praktisch in jeder Zeitschrift über Yoga liest, fast an jeder Volkshochschule Vorlesungen darüber hören kann und in jeder größeren Stadt Yogaschulen findet. Man könnte glauben, daß die Yoga=Lehre nunmehr genügend und in allen Einzelheiten erklärt wäre. Statt dessen muß man immer wieder erleben, daß Verwässerung und Verfälschung an Stelle der ursprünglichen Reinheit und Integrität der Lehre getreten sind. Es stimmt traurig, wenn die Inder, anstatt die authentische Lehre wiederherzustellen, selbst an dem Weiterwuchern des Dschungelfakirismus kräftig mit= wirken. Wie dem auch sei — ich werde versuchen, dem inter= essierten Leser die richtige Lehre, die unmittelbar aus dem Urquell geschöpft und dennoch frei von scholastischem Dogmatismus ist, zu vermitteln. Ich bitte ihn aber, sich gleich anfangs einzuprägen, daß Yoga nicht das geringste mit Fakirismus, Selbstpeinigung, Kasteiung, wie etwa Sit= zen auf dem Nagelbrett oder auf glühenden Kohlen, nackt im Eis oder monatelang mit erhobenen Armen dastehen und dgl., zu tun hat. Wenn überhaupt etwas derartiges in Yoga=Übungen aufzuspüren wäre, so ergäbe dies den sichersten Beweis, daß es sich überhaupt nicht um Yoga handelt. Auch seltsam oder gar fakirisch anmutende Kör= perstellungen haben mit Yoga nichts zu tun. Alles Schmerz=

hafte, Unbehagliche, ja sogar jede übermäßige Anstrengung, von Zwang ganz zu schweigen, ist das Gegenteil von Yoga. Ebenso dürfen bestimmte Lebensgewohnheiten wie Essen, Trinken und ähnliches nicht unter Zwang gestellt werden.

„Yoga ist Gleichgewicht in allem", sagt die *Gita*, die berühmte Yogaschrift. Und das ist der Maßstab, der überall im Yoga unnachsichtlich angelegt werden soll: weder zuviel essen noch zuwenig, weder zuviel schlafen, arbeiten oder gar üben noch zuwenig, sondern in allem „das goldene Mittel" einhalten.

Daraus folgt, daß Yoga keine weltabgewandte Mystik, kein Schielen auf die Nasenspitze oder auf den eigenen Nabel ist, oder gar eine Flucht ins Mönchtum, in die Wüste, in eine menschenfeindliche Einsiedelei, in ein dschungelhaftes Asyl der Entsagung oder dgl. War etwa Christus ein Mönch? War Krischna, der indische Altmeister des Yoga, ein Mönch? Selbst Buddha und seine Jünger waren nicht Mönche in unserem Sinne, denn das Wort *Bhiksu* oder *Bhikkhu*, wie seine Jünger von ihm selbst angeredet wurden, heißt „der von Almosen Lebende", der jedoch ebensowenig ein Bettler wie ein Mönch war. Die richtige Bedeutung dieser Bezeichnung ist: „derjenige, welcher alles, was ihm vom Himmel geschickt wird, als Geschenk hinnehmen soll".

Dies ist in einem Wort der Ausdruck dessen, was an geistiger Einstellung von einem Yogi=Anwärter verlangt wird. Es sind vier Gebote, ähnlich wie die des Alten Testaments: „Du sollst nicht töten, du sollst nicht stehlen, du sollst nicht ehebrechen, du sollst kein falsch Zeugnis ablegen wider deinen Nächsten", zu denen sich noch das fünfte, diesmal *indische* Gebot: „Du sollst keine Geschenke annehmen", gesellt.

Zunächst die ersten vier Gebote. Im Yoga wird im Rahmen eines jeden dieser Gebote weit mehr verlangt, als wir gewohnt sind, für das notwendige Maß an ethischer Forderung zu halten. So wird beispielsweise anstatt: „Du sollst nicht töten" ermahnt, *keinem Lebewesen* — das gilt also nicht nur dem Nächsten (Menschen) gegenüber — etwas zuleide zu tun, zu sagen oder zu wünschen. Gewöhnlich tun wir unserem lieben Nächsten nur dann nichts Böses, wenn er ebenfalls nichts derartiges unternimmt. Wehe ihm aber, wenn er uns schadet — dann heißt unsere Gegenrechnung mit einem Mal selbstherrlich „Vergeltung", wobei wir dem anderen gerade das nicht gestatten, was wir selbst uns in unserer Überheblichkeit ihm gegenüber herausnehmen. Im Yoga ist es anders: hier darf man niemand ein Leid zu= fügen, nicht einmal in Wort oder Gedanken, und das bezieht sich auf jedes Wesen, nicht auf den Menschen allein.

Das zweite Gebot, „Du sollst nicht stehlen", bedeutet im Yoga ebenfalls weit mehr: keinem etwas *wegnehmen*, und sei es nur eine Übervorteilung in der Lotterie, im Spiel und dgl. Maßgebend ist hier nicht das Spiel selbst, das, solange es wirklich ein Vergnügen für alle Beteiligten bleibt, nichts schadet, sondern die *Absicht*, anderen etwas abzugewinnen.

Das dritte Gebot, die Wahrhaftigkeit, ist im Yoga eben= falls viel umfassender zu verstehen: die Wahrheit sagen, tun und denken — und nicht nur, wie es im Alten Testament heißt: kein falsches Zeugnis reden wider deinen Nächsten.

Nun das vierte Gebot. „Du sollst nicht ehebrechen" heißt im Yoga scheinbar weniger rigoros: „Du sollst die Lebens= weise eines Brahmanen(schülers) haben", womit gewöhn= lich sexuelle Enthaltsamkeit gemeint ist. Tatsächlich ist jedoch darunter in erster Linie der höchste (vierte) Lebens= stand eines Brahmanen zu verstehen. Und ein Brahmane ist nicht unbedingt ein indischer Priester, vielmehr der Mensch der höchsten Kaste. Dazu seien ein paar Worte über die ursprüngliche Bedeutung dieser vier Kasten gesagt. Die erste, die sog. Sudra (sprich: Schudra)=Kaste, umfaßte alle diejenigen, die ihr Lebensziel lediglich im *Genuß* sahen; zu ihr gehörten die Bediensteten, die im harten Lebens= kampf kaum das Notwendige für den Unterhalt verdienten — daher ihre *Lust am Leben* (Kama). Bezogen auf die heutige Gesellschaftsordnung, kann diese niedrigste Kaste bedingt mit dem Arbeiter und kleinen Angestellten verglichen werden.

Die zweite Kaste, die sogenannten Vaisyas (sprich: waischjas), waren die Kaufleute, die Haushälter — die heu= tigen Kapitalisten, deren Lebensziel im *Anhäufen von Reich= tümern* (Artha) bestand.

Die dritte, die Ksatriyas (Kschatrijas), waren eigentlich „Beschützer in der Vernichtung", also Soldaten, die mit der

Waffe in der Hand das Volk vor Vernichtung schützen soll=
ten, darüber hinaus Beamte überhaupt, die den Staatshaus=
halt vor Mißständen bewahrten und um Aufrechterhaltung
des öffentlichen Rechtes bemüht waren. Ihr Lebensinhalt
war die *Macht des Gesetzes* (Dharma).

Schließlich die vierte Kaste der Brahmanen (sprich: bra=
hmanen) mit dem Lebensziel der geistigen Vervollkomm=
nung und endgültigen *Erlösung* (Moksa — sprich: mokscha)
von der Materie, eine Schicht, zu der heute die Intelligenz
zählt: Geistliche, Wissenschaftler und Künstler, also geistige
Führer der ganzen Menschheit und nicht lediglich Priester.

Nun verstehen wir, was unter dem vierten Gebot (bra=
hmacarya — sprich: bra=hmatscharja) zu verstehen ist: das
selbstlose Leben eines geistigen Führers der Menschen, des=
sen Leistungen und Ergebnisse der *ganzen* Menschheit ge=
hören. Daraus folgten die Gebote der Selbstlosigkeit und
Allmenschlichkeit, denen jedes Begehren „des Weibes, des
Reichtums, des ganzen Besitzes deines Nächsten" einfach
zuwiderläuft. Somit lassen sich die ersten vier Gebote des
Yoga in einem Wort zusammenfassen: „Nichtbegehren" —
und Nichtaneignen dessen, was dem Nächsten gehört, weder
mit Gewalt, noch auf diebische Weise, noch mit List, und
nicht einmal in Gedanken. Schon die bloße Absicht, das
„Begehren" ohne nachfolgende Tat, ist verwerflich und läuft
dem Gebot zuwider.

Und nun kommt noch das fünfte Gebot hinzu: war der
Kern der ersten vier Lebensregeln: nichts Aneignen, was
einem nicht aus freien Stücken gegeben worden ist, so be=
deutet dieses „Keine=Geschenke=Annehmen" nichts ande=
res als: „nichts Aneignen, was zwar gewährt wird, aber
nicht verdient ist". Kurzum, es meint, wenn auch etwas
paradox, so doch aphoristisch klar: dankbar sein für alles,
was einem zufällt, als wäre es ein Geschenk des Himmels! —
eine Lebensweisheit, die noch klarer und dabei in einem
Wort auszudrücken kaum gelingen dürfte.

Dies ist also die Bedeutung des Begriffes Bhiksu. Jedes=
mal muß man daher, wenn von den Indern die Behauptung
aufgestellt wird, daß der Yoga nur von einem Mönch ver=
wirklicht und auch gelehrt werden könne, dessen eingedenk
bleiben, was eigentlich mit diesem Wort „Mönch" (Bhiksu

bei den Buddhisten, Sannyasi bei den Hinduisten) gemeint ist, sobald es von einem Inder gebraucht wird. Zwar leuch= tet ein, daß Yoga von jedem indischen Mönch (Sannyasi), ja von den Mönchen jeder Religion als der Weg zum Heil betrachtet und geübt wird. So haben die katholischen Mönchsorden, vor allem die Jesuiten, ebenso wie die grie= chisch=orthodoxen Ordensbrüder ihre eigene Art Yoga (siehe die Yogalehre von Père Déchanet). Aber es ist nicht un= bedingt jeder Yogi ein Mönch, der der Welt entsagt hat. Schließlich hat der Mensch auf der vierten Entwicklungs= stufe, wie wir sie oben unter dem Namen „Brahmanen= Kaste" gekennzeichnet haben, in gewissem Sinne den welt= lichen Interessen entsagt, wie jeder Künstler, jeder Gelehrte, jeder Geistliche, deren höchstes Ziel weder der Lebensgenuß, noch der Reichtum, noch Ruhm und Macht, vielmehr eine menschenbeglückende Lösung der Probleme, gleichbedeu= tend mit einer Erlösung aus den Banden des alltäglichen Daseins, ist.

So sagt auch die *Gita:*

„Derjenige, welcher sein Werk vollbringt, ohne selbst an den Früchten desselben zu hängen,
Ist ein Mönch (Sannyasi), ein Yogi, nicht aber, wer nichts schafft." *(G. VI, 1)*

Und weiter sagt die *Gita:*

„Wisse, o Pandava: das, was Yoga genannt wird,
ist ja Entsagung, denn ohne Entsagung allem (weltlichen) Verlangen
wird der Mensch nie ein Yogi!" *(ebenda VI, 2)*

Diese Entsagung gegenüber den niedrigeren Lebenszielen — dem Genuß, der Bereicherung, der Macht und Berühmtheit — muß jedoch von selbst kommen, sie darf nie erzwungen sein. Es ist nichts als das Heranwachsen aus den Kinder= schuhen der selbstsüchtigen Lebensinhalte. Für jeden Men= schen kommt regelmäßig die Zeit, da er nicht mehr mit Zinnsoldaten oder Puppen spielt. *Soll* er unbedingt darauf verzichten? Nein — es macht ihm einfach keinen Spaß mehr. Ebenso kommt für jeden einzelnen einmal der Augenblick, da ihm die Jagd nach dem Lebensgenuß, Besitz, Macht oder

Ruhm nicht mehr behagt — dann ist er reif für Yoga, denn er hat den Übergang in die vierte und höchste „Kaste" vollzogen, in der die Selbstvervollkommnung zum Lebensideal wird. Er ist nun ein Sannyasi, ein Mönch im wahrsten Sinne des Wortes. Die „Weltentsagung", wie sie der Yoga verlangt, muß innerlich sein und braucht keine äußere Kennzeichnung, wie sie bei den indischen Asketen und Mönchen üblich ist. Davor warnen die Inder selbst, und sie lassen es an Deutlichkeit nicht fehlen, wenn sie ihre unbarmherzige Kritik an der Zurschaustellung asketischer Merkmale ohne entsprechende innere Einstellung üben:

„Die Esel und andere Tiere laufen nackt in Dorf und Wald,
— sind sie deshalb Yogis?
Wenn sich die Menschen durch das Beschmieren mit Lehm
und Asche erlösen könnten, sind dann die in Lehm und
Asche lebenden Dorfbewohner etwa schon erlöst?
Die Antilopen und andere Tiere des Waldes, weil sie sich
stets nur mit Gras, Blättern und Wasser ernähren,
— sind sie etwa auch Yogis?
Die Frösche und Fische verbleiben ihr Leben lang im Wasser des Ganges und anderer heiliger Flüsse.
— Sind sie auch große Büßer?
Die Papageien und Predigerkrähen, die vor Menschen
sprechen und hersagen, sind sie deshalb etwa klug?
Die Turteltauben, die Ähren pflücken, und Kuckucke, die
nur von Regentropfen leben und kein Wasser der Erde
trinken — sind sie vielleicht auch Yogis?
Die Eber und andere Tiere, die Kälte, Hitze und Wind
ertragen und mit Gleichmut alles Eßbare sowie Nicht-
eßbare verzehren — sind sie deshalb etwa Yogis?
All diese Dinge bewirken nur Täuschung in der Welt. Die
Ursache der Erlösung ist in Wirklichkeit
nur
die Erkenntnis der Wahrheit."
(Kularnava-Tantra, I, 79—86)

Yoga ist ferner keine Religion, jedenfalls keine spezifische Religion, die alle anderen ausschließen, zumindest aber unnötig oder überflüssig machen würde, so daß man annehmen könnte, Yoga als eine typisch indische Religionsform müßte bei weiterer Ausbreitung die christliche Religion allmählich verdrängen. Ganz im Gegenteil: Yoga ist zunächst einmal eine *Methode*, keine Weltanschauung, wie sehr man auch geneigt sein mag, diese Lehre als eins der sechs indischen philosophischen Systeme hinzustellen. Yoga ist vielmehr lediglich ein Mittel, um Religion und Weltanschauung auf eine richtige, logisch und praktisch nachweisbare Basis zu stellen, eine Methode zur Ausarbeitung eines Systems, nicht das System selbst, weil ja jedes System sich logischer Mittel bedient und auf Grund der feststehenden Tatsachen zu einer Schlußfolgerung in Form einer Weltanschauung gelangt. Nicht so im Yoga. Seine Beweismittel sind nicht Logik, noch Spekulationen, sondern die aus der Übung erwachsende Überzeugung, die dem Yogi zeigt, wie die Dinge wirklich liegen, nicht wie er sie sich am zweckmäßigsten und in Ermangelung direkter Wahrnehmung vorstellen soll. Deshalb arbeitet der Yogi mit *Tatsachen* statt mit bloßen Vermutungen. So ist Yoga nicht Religion schlechthin, vielmehr eine Arbeitsmethodik, die zuverlässig eine Überprüfung oder Bestätigung von Theorien und Hypothesen erlaubt. Er kann als Beweismittel bzw. Prüfstein für jede Wissenschaft und auch Religion, soweit sie dessen bedarf, verwendet werden. Ein Mikroskop oder ein Teleskop sind Geräte, die die Tatsachen entdecken, auf denen erst die entsprechenden Theorien und Schlüsse aufgebaut werden. Auch Yoga ist gleichsam ein derartiges Gerät, das, ähnlich einem Mikroskop oder Teleskop, die *wirklichen* Dinge sieht, und die vom Yoga aufgestellten Theorien — wenn man unbedingt bei der Definition von Yoga als philosophisches System bleiben will — sind auf Grund solcher tatsächlichen Wahrnehmungen entstanden und können von jedem, der sich der Mühe der Nachprüfung unterzieht, auch jederzeit in diesem Sinne bewiesen werden. So betrachtet ist Yoga eher eine exakte Wissenschaft, mehr noch: eine Universalwissenschaft (scientia universalis), die, ebenso wie jede andere Wissenschaft, kein Dogma aufstellt, keinen Glauben voraussetzt, dafür aber eine genaue Befolgung der Regeln und Gesetze verlangt, wenn sie Gewißheit über die Tatsachen der Welt und der Seele erbringen soll.

Somit sind wir bereits zu der Frage, was Yoga wirklich

ist, übergegangen. Yoga ist, nach der trefflichsten aller Erklärungen, zu vergleichen mit der Kunst, ein *Pferdegespann zu lenken.* Wie die indische Schrift *Katha=Upanischad* sagt:

> „Erkenne dein Selbst als den Besitzer des Wagens, deinen Körper als den Wagen, deinen Verstand als Wagenlenker, das Denkprinzip als Zügel."   (K. U. II, 3, 3)

Die Kunst des Fahrens oder Yoga (auf indisch „Gespann") besteht darin, daß der Wagenlenker (der Verstand) die Rosse (Sinneswahrnehmungen) richtig lenkt, d. h. weder die Zügel schießen läßt (dies wäre ein gefährliches Schwelgen im Sinnesgenuß), noch sie zu stramm anzieht und die Rosse zum Anhalten zwingt. Nach einer klassischen Definition ist

> „Yoga das Nicht=Entstehen der Wellen im Bewußtseins=See."   (Yoga=Sutra, I, 1)

Nach dieser Auffassung gleicht unser Bewußtsein einem See, dessen Oberfläche ständig durch den Wind unserer Wünsche und Regungen getrübt ist. Dieser „Wind" verursacht „Wellen" (Vorstellungen) in der Denksubstanz, und deshalb trübt sich die Oberfläche des Sees. Bleibt der Wind weg und wird die Oberfläche still und glatt, so spiegelt sich darin die ganze herrliche Welt, und man kann sogar durch das kristallklare Wasser bis auf den Grund des Sees schauen. Die Widerspiegelung der ganzen Landschaft ist die durch Yoga zu erlangende *Erkenntnis der Welt,* und das Schauen bis auf den Grund des Sees die *Selbsterkenntnis.* Dies sind die beiden Endziele des Yoga. Und wie heißt der glatte, ungetrübte Zustand des Bewußtseins, wenn der Wind der Seele sich gelegt hat und die „Wellen" geglättet sind? Auf indisch heißt er mit einem Wort

Nir (ohne) — wana (Wehen des Windes).

Nirwana ist also das Ziel des Yoga, wobei zu beachten ist, daß dieser Zustand durchaus kein „Nichts", kein Aufhören von Leben oder Bewußtsein ist — im Gegenteil: der Yogi im Nirwana=Zustand erkennt das ganze Weltall und gleichzeitig sich selbst! Somit haben wir noch einen Fehlbegriff beseitigt und die richtige Auffassung vom Nirwana gewon=

nen. Wir verstehen darunter den Gipfelpunkt des Yoga und ein erstrebenswertes Ziel des Daseins, zu dem als Zwischen= stufen die bekannten Praktiken, wie Körperschulung, Atem= technik und Geistesübungen, hinführen. Yoga ist im Grunde genommen eine vorwiegend geistige Disziplin, die in jedem Alter und von jedem Geschlecht geübt werden kann, gleich= viel welchem Volk man angehört und zu welchem Glauben oder welcher Weltanschauung man sich bekennt — ein Weg zum Heil, zu Welt= und Selbsterkenntnis und damit zur Erlösung, der für jeden gangbar ist. Dies macht Yoga *über= national*, da er an keine bestimmte Nation gebunden, *allge= mein menschlich*, da er von allen Menschen ohne Unter= schied ausführbar, und *zeitlos*, da er auf keine zeitbedingte Stufe der Entwicklung beschränkt ist.

Yoga bedeutet deshalb eine wirkliche und in keiner Rich= tung beengende Bereicherung des Lebens eines jeden Men= schen, denn er zwingt niemand, auch nur den kleinsten Bruchteil seiner Lebensauffassung preiszugeben.

Die große Natur geht uns dabei mit ihrem Beispiel voran: nirgends in dem ganzen unbegrenzten Weltall findet man Armut — überall ist *Fülle* und Überfluß, eher Vergeudung als Sparsamkeit. Die Wissenschaft entdeckt im Reich der Schöpfung täglich unbekannte, unendliche Tiefen und Wei= ten, schrankenlose Entwicklungsmöglichkeiten ... Nur der Mensch in seiner Armseligkeit glaubt sich zu Sparsamkeit, Verzicht und Entsagung verpflichtet — Tugenden, die er erst erfinden mußte, da die Natur sie nicht kennt.

Verzichten Sie also auf nichts. Essen Sie alles, was Ihnen schmeckt, tun Sie nur das eine:

Üben Sie Yoga!

Und das Wunder wird geschehen: aus freien Stücken lassen Sie allmählich ab von Fleisch und Fisch, dann von Knoblauch und Zwiebeln, und schließlich von Alkohol und Nikotin usw. — einfach, weil es Ihnen zuwider geworden ist, weil Sie durch Yoga zurück zur Natur, zur richtigen Lebensweise gefunden haben.

DIE YOGA=PRAXIS

Die Praxis des Yoga zerfällt in drei Hauptteile: Körper=
pflege und Körperbeherrschung, Atemtechnik und Geistes=
pflege. Diese Dreiteilung entspricht der im Westen üblichen
Darstellung des Menschen als Dreiheit des Körpers, der
Seele und des Geistes, deckt sich jedoch bei weitem nicht
mit diesen Begriffen. Nach der Yoga=Lehre ist das, was wir
„Seele" nennen, nämlich auch ein Körper, nur ein *feinstoff=
licher*, eine Art Doppelgänger, der eine genaue Kopie unseres
grobstofflichen Leibes darstellt. Es dürfte nicht schwerfallen
zu beweisen, daß ein solcher feinstofflicher Leib wirklich
existiert. Wegen Raummangels möchten wir jedoch den
interessierten Leser an die umfangreiche Literatur über
dieses Problem verweisen. Wir unsererseits beschränken
uns auf einige Tatsachen, die jedoch als Bestätigungen die=
ser Theorie dienen dürften.

Die erste allgemein bekannte, jedoch bis jetzt ungeklärt
gebliebene Tatsache ist die Wiederherstellung des verletz=
ten Gewebes im lebendigen Organismus, die besonders
augenfällig bei der *Verheilung von Wunden* in Erscheinung
tritt. Was ist schon groß dabei, mag mancher Leser denken.
Aber überlegen Sie einmal: wenn ein lebloser Gegenstand,
ein Tisch oder ein Schrank, gekratzt oder angeschnitten
worden ist, behält er diesen Kratzer oder Schnitt, solange
er nicht wieder glattgehobelt oder poliert wird. Trägt aber
ein Lebewesen eine Verletzung davon, so sorgt *der Körper
selbst* dafür, daß die Verletzung behoben und der ursprüng=
liche Zustand wiederhergestellt wird. Ist es nicht ein Wun=
der der Natur, an dem wir täglich vorübergehen, ohne dar=
über nachzudenken? Denn der Arzt hilft nur der Natur,
indem er die Wunde desinfiziert und verbindet, um die
Blutung zum Stillstand zu bringen, aber die Natur selbst
heilt die Wunde. Der zivilisierte Mensch, der von der natür=
lichen Lebensweise abgewichen ist, hat diese Fähigkeit zur
Ergänzung des lebenden Gewebes schon weitgehend ver=
loren, aber bei den niedrigeren Tieren ist sie in hohem

Grade erhalten geblieben. So vermag z. B. jede Eidechse einen abgerissenen Schwanz wieder nachwachsen zu lassen, und bei Krebsen und Krabben erneuern sich abgebrochene Scheren. Dabei ist noch die erstaunliche Tatsache zu be= achten, daß diese Wiederherstellung des verletzten oder ver= lorenen Gewebes nach einem bestimmten *Muster* vor sich geht, ähnlich dem Wiederaufbau eines durch Bomben oder Kriegseinwirkung teilweise zerstörten historischen Gebäu= des: der Baumeister stellt den zerstörten Teil genau nach dem erhaltenen Bauplan wieder her. Der lebende Organis= mus eines jeden Individuums muß also einen ähnlichen „Bauplan" besitzen, dem entsprechend nicht nur etwaige Verletzungen oder Wunden geheilt werden, sondern nach dem sich auch der Stoffwechsel — nämlich Abbau der ver= brauchten und Aufbau der neuen Zellen — richtet. Bedenken Sie: dieser Wiederaufbau bleibt immer in den bestimmten, dem Körper des Individuums gesetzten Grenzen, d. h. er folgt streng dem vorgegebenen „Muster" oder „Bauplan". Jeder Mensch, jedes Geschöpf bleibt sein Leben lang *sich selber gleich* — ich werde im Lauf der Jahre gewiß älter, meine Gesichtszüge verändern sich zwar etwas, diese Ver= änderung bleibt jedoch stets innerhalb der für mich und für keinen anderen geltenden Grundlinien des *„Bauplanes"*: ich werde nie Ihnen ähnlich sein, noch bekommen Sie mit der Zeit meine Augen, meine Nase oder Gestalt ...! Dafür gibt es keine Erklärung, außer der Annahme, daß jedes Lebewesen einen bestimmten „Bauplan" haben muß, nach dem sein grobstofflicher Körper ständig in Ordnung gehal= ten wird. Sie können den geheimnisvollen „Baumeister", der bei jedem Lebewesen die Wiederherstellung und Auf= rechterhaltung des Stoffwechsels leitet, auch Gott nennen, das ändert aber nichts an der Tatsache, daß der „Bauplan" im Körper selbst stecken muß, da ja jede Zelle des Körpers in jedem Augenblick nach diesem Muster lebt und arbeitet. Es fehlt übrigens nicht an einer Fülle von Beispielen, mit denen das tatsächliche Vorhandensein eines feinstofflichen Leibes in unserem grobmateriellen Körper bewiesen werden kann. So mag z. B. ein beliebig oft durchführbares Experi= ment, bei dem man dem hypnotisierten Subjekt zu ver= stehen gibt, daß sein „feinstofflicher Leib" aus seinem physi=

schen Körper herausgenommen wird und außerhalb bleibt, wie ein Wunder anmuten: der Hypnotiseur sticht mit einer Nadel in den Körper der Versuchsperson — und der Hypno= tisierte fühlt nichts. Wenn jedoch eine bestimmte, dem Hypnotisierten unbekannte Stelle in der Luft (wo sich dieser exteriorisierte feinstoffliche Leib befinden soll) gestochen wird, fühlt er diesen Stich ganz deutlich, und zwar an der betreffenden Stelle seines Körpers. Diese Experimente sind zu oft vorgenommen worden, als daß man sie kurzerhand als Unsinn oder Schwindel abtun könnte. Sie beweisen — da es keine andere Erklärung gibt — daß dieser von den Yogis und anderen Mystikern behauptete feinstoffliche Leib eine Realität ist.

Nun kommen wir zurück zu unserer Dreiteilung des Menschen in *Körper*, *Seele* und *Geist*. Wir verstehen jetzt, warum und in welchem Sinne die Yogis unsere Seele als einen „Körper" betrachten; dieser feinstoffliche Leib ist nämlich Sitz und Träger unserer Empfindungen, Gefühle und dergl., er beherbergt unsere seelischen Regungen.

Und was ist unter dem Geist zu verstehen? Wie denken die Yogis darüber? Hier ist ein grundlegender Unterschied zwischen der westlichen Auffassung, wonach unser Geist eigentlich mit unserem Bewußtsein gleichzusetzen ist und bald seelische Gefühle empfinden, bald intellektuelle oder gar intuitive Eingebungen erhalten mag, und der indischen Auffassung, wonach der menschliche Geist oder das Selbst (auf Sanskrit *Atman*) von Anbeginn der Zeiten ewig, voll= kommen, ja sogar göttlich, oder, wenn wir uns christlich ausdrücken wollen, der Sohn Gottes ist. Vergleiche damit die Worte des Apostels Paulus:

„Der erste Mensch ist von der Erde und irdisch, der andere Mensch ist der Herr vom Himmel."

(I. Kor. 15, 47)

Oder den *Psalm 82, 6*:

„Ich habe wohl gesagt: Ihr seid Götter und allzumal Kin= der des Höchsten."

Nun besteht die ganze Aufgabe des Yoga darin, zu be= wirken, daß dieser Geist (Selbst) sich von den Banden der Materie befreit, genauer gesagt, sich von seinen Körpern (dem grobmateriellen und dem feinstofflichen) loslöst. Die

Yogis betrachten zwar diesen feinstofflichen Leib nochmals als aus verschiedenen „Körpern" bestehend, aber die genaue Unterteilung würde unsere Schilderung unnötig komplizieren und somit unsere Aufgabe erschweren. Für unsere allgemeine Betrachtung der Grundlagen der Yogalehre und -praxis genügt es völlig, wenn wir uns auf diese beiden — den physischen und feinstofflichen Körper im allgemeinen — beschränken.

Die erste Stufe ist es, den Geist von dem physischen Körper zu befreien. Deshalb muß dieser physische Körper gereinigt und gesund gemacht werden, ein Ziel, dem die Reinigungsübungen und Körperstellungen dienen. Als zweites muß der feinstoffliche Körper geläutert und beherrscht werden, damit der Geist (Selbst) sich auch von ihm befreien kann. Dazu verhelfen in erster Linie die Atemübungen, ferner die Übungen der Konzentration und Meditation als spezielle Geistesübungen, obwohl der Geist (Atman) eigentlich keiner Schulung bedarf, da er ja von Anfang an vollkommen ist. Wozu dann trotzdem die Übungen? Weil unser Bewußtsein nicht im reinen Geist, sondern vorwiegend in unserem physischen Körper (Großhirn) verankert ist und zum Zwecke der Welterkenntnis und der Selbsterkenntnis in den feinstofflichen Körper verlegt werden muß. Dies geschieht durch einen langen Vorbereitungsprozeß, dem der physische Körper unterworfen wird. Wenn die Reinigung und Gesundung des physischen Körpers erreicht ist, stört er nicht mehr und läßt sich in den höheren Übungen leicht ausschalten; dann kann sich die ganze Aufmerksamkeit den geistigen Vorgängen der Konzentration und Meditation zuwenden. Aber auch der feinstoffliche Körper muß zuerst gereinigt und geläutert werden, wozu dem Yogi die Atemübungen verhelfen. Erst danach beginnt die speziell geistige Arbeit. Ihr Ziel ist es, das Selbstbewußtsein in ein bestimmtes feinstoffliches Zentrum, den Sitz des Geistes (Selbst), zu verlegen. Dieses Zentrum heißt im Yoga der „tausendblättrige Lotos". Seine physische Entsprechung im grobstofflichen Körper ist die Zirbeldrüse. Sobald das Bewußtsein in dieses Zentrum, das der Yogi auch das „Dritte Auge" oder „Das Auge Schivas" nennt, verlegt worden ist und es vollständig öffnet, offenbart sich dem Yogi die ganze unendliche

Welt sowie das ewige Geheimnis seines eigenen göttlichen Selbstes, und indem er sich eins mit Gott fühlt, wird ihm die göttliche Allwissenheit und Allmächtigkeit zuteil. (Vergl. die Worte Christi: „An dem Tage werdet ihr erkennen, daß ich in meinem Vater bin und ihr in mir und ich in euch", *Joh. XIV, 20.*) Dazu dienen dem Yogi die geistigen Praktiken der Konzentration und Meditation, die schließlich in der Ekstase ihre Krönung finden. Ehe er aber diesen höchsten Punkt erreicht, muß der Yogi, eine nach der anderen, alle oben erwähnten Stufen der Entwicklung durchlaufen. Auch wir werden deshalb diese Stufen einzeln betrachten — die Reinigung, die Körperübungen, die Atemtechnik, Konzentration und Meditation.

Reinigung des Körpers

Die Reinigung des physischen Körpers bildet die erste Voraussetzung für die Tauglichkeit des Yoga-Schülers, nachdem er die in Kapitel I besprochenen fünf Gebote (siehe Seite 11 ff.) der ersten Yoga-Stufe („Selbstbezwingung") begriffen und in sein tägliches Leben einbezogen hat.

Die nächstfolgende Stufe („Einschränkung") schreibt wiederum fünf Regeln vor, die sich mehr auf das äußere Leben beziehen, nämlich die innere und äußere Reinigung, Genügsamkeit, Selbstbeherrschung, Studium der Yoga-Schriften und Sichergeben in den Willen Gottes. Da die letzteren vier dieser Regeln eigentlich unter die von uns mit einem Wort, *Bhiksu* („alles wie ein Geschenk des Himmels hinnehmen"), bezeichnete philosophische Haltung fallen, bleibt nur noch die Betrachtung der ersten Regel — der inneren und äußeren Reinigung.

Die Yogis gehen uns auch in dieser Beziehung weit voran, indem sie, außer der gewöhnlichen täglichen äußeren Reinigung des Körpers durch Waschen, Baden oder Duschen, noch eine sich auf alle Einzelheiten erstreckende innere

Reinigung des Körpers vornehmen. Da jedoch diese Proze=
duren allzu kompliziert und zeitraubend sind und ferner
einerseits eine ziemliche Fertigkeit voraussetzen, andererseits
hauptsächlich bei verschiedenen körperlichen Mängeln emp=
fohlen werden, brauchen wir sie nicht alle täglich anzuwen=
den.

1) Reinigung der Nase

Man nimmt in die Höhle einer Hand etwas lauwarmes
Wasser, dem eine Prise Salz beigemengt wurde. Dies ge=
schieht, um die Nasenschleimhaut, die wie andere Schleim=
häute des Körpers salzhaltig ist, nicht durch einfaches
Wasser unnötig zu reizen. Nun drückt man das eine Nasen=
loch mit dem Finger zu und zieht das Wasser aus der Hand=
fläche in das andere Nasenloch leicht ein (etwa zwei bis drei
Tropfen), und zwar nicht hoch, sondern nur ein; dann
drückt man beide Nasenlöcher zu und hält den Kopf zurück,
bis das eingezogene Wasser durch die Nase in den Mund
sickert. Zuletzt spuckt man das Wasser wieder aus. Es mag
sein, daß sich das Wasser in den Lamellen der Nasenhöhle
verfängt und nicht mehr herauskommt, aber das schadet
nichts, denn die Übung hat trotzdem ihre Wirkung — die
Reinigung, vor allem aber die Abhärtung der Nasenschleim=
haut — nicht verfehlt. Am Anfang nimmt man lauwarmes
Wasser, aber allmählich kann immer kälteres Wasser in die
Nase eingezogen werden. Auch die anfängliche Salzbei=
mengung fällt mit der Zeit weg und kann lediglich bei
etwaigem Schnupfen beibehalten werden.

Durch diese Übung — die übrigens ein typisches Beispiel
der gewissermaßen nach dem homöopathischen Prinzip
(„das Gleiche wird durch das Gleiche kuriert") wirkenden
Kunstgriffe im Yoga darstellt — wird die Schleimhaut der
Nase allmählich trainiert und am Ende gefeit gegen Schnup=
fen. Wieso ist das möglich? Nach dem uns bereits bekann=
ten Arndt-Schulzschen-Gesetz (siehe Kap. I, Seite 9) muß
dabei ein möglichst schwacher Reiz entstehen, dem die
Nasenschleimhaut einen ebenso schwachen, angepaßten
Widerstand entgegensetzt. Ein stärkerer Reiz dagegen, in
der Art der Ursache eines Schnupfens, hätte auch einen ent=

sprechend stärkeren Widerstand hervorgerufen, den wir als Krankheit (Schnupfen) kennen. So wird die Schleimhaut ständig (täglich) geübt und widersteht infolge dieser Abhärtung schließlich auch einem stärkeren Reiz — einer größeren Staubbildung, kalter Luft usw. Auf diese Weise bekämpft der Yogi den Schnupfen ohne irgendwelche Medikamente, die die Schleimhaut beruhigen, anstatt sie abzuhärten. Es ergibt sich daraus eine anhaltende Wirkung mit dem Resultat, daß der Yogi nie wieder einen Schnupfen bekommt, es sei denn, daß der plötzlich eintretende wirkliche Reiz allzu groß ist, um durch die aus der Übung erwachsene Abhärtung der Schleimhaut ausgeglichen zu werden.

2) Reinigung der Zunge

Es ist vielmehr eine Reinigung der Zungenwurzel oder, besser gesagt, ihres hinteren Teiles. Mit drei Fingern einer Hand reibt man an dieser hinteren Partie der Zunge, allerdings ohne Übertreibung und nicht zu tief, um Brechreiz zu vermeiden. Wozu ist dies gut? Wie man während dieser etwas merkwürdig anmutenden Prozedur sofort merkt, ist die hintere Partie der Zunge von einem schleimigen Belag bedeckt. Im Laufe der Jahre geht dieser gewöhnlich nie von selbst verschwindende Belag in Gärung über und kann, besonders in vorgerücktem Alter, einen spezifischen „Geruch alter Leute" verursachen. Durch diese Reinigung aber, die nur wenige Sekunden dauert, wird der Belag weggewischt, und man bekommt einen frischen und nicht mehr lästig wirkenden Atem.

Körperstellungen

Bevor wir auf die Körperstellungen näher eingehen, müssen wir uns über ihre Bedeutung klarwerden. Im ersten Kapitel haben wir hervorgehoben, daß die Körperübungen des Yoga mit Gymnastik nichts gemeinsam hätten. Hier wollen wir diese Behauptung — da Yoga immer wieder mit Gymnastik verwechselt wird — dahin ergänzen, daß Yoga, wenn er unbedingt mit Gymnastik verglichen werden soll, treffend als eine Art *Blutgymnastik* zu bezeichnen ist. War= um brauchen wir aber überhaupt eine Blutgymnastik?

„Blut ist ein ganz besonderer Saft", ein wahres Lebens= elixier, das unserem Organismus Sauerstoff, Nahrung und Aufbaumittel zuführt und ihn nicht zuletzt gegen das Ein= dringen von Feinden der Gesundheit, Bakterien, Bazillen und Viren, schützt. Darüber hinaus ist das Blut Träger einer ganzen Abordnung von „Aufsichtsbeamten", Hormonen, die für das richtige Funktionieren einzelner Organe und für ihre aufeinander abgestimmte Zusammenarbeit sorgen. Unter diesen „Aufsichtsbeamten" des Körperhaushalts neh= men den ersten Platz diejenigen ein, die ihrerseits wiederum die Oberaufsicht führen und die Beamten des Organismus ständig kontrollieren. Es sind Hormone der Hypophyse, der Hirnanhangsdrüse.

Aus diesen Bemerkungen geht klar hervor, daß wir unser Blut erstens in vollkommen gesundem Zustand erhalten müssen — dafür sorgen vor allem die *Atemübungen*. Zwei= tens muß dieses gesunde Blut jedem Organ, jedem Körper= teil, jeder Zelle richtig und in ausreichender Menge zuge= führt werden — dafür sorgen im Yoga bestimmte Spezial= übungen, die *Körperstellungen*, denen wir nun unsere Auf= merksamkeit zuwenden. Sie erscheinen uns, unter diesem neuen Gesichtswinkel betrachtet, nicht mehr als lauter faki= rische, bestenfalls artistisch anmutende Verrenkungen, son= dern als Positionen, vermöge deren das Blut sich in be= stimmten Teilen oder Organen des Körpers in reicherem Maße sammelt, so daß seine mannigfaltige Wirkung in der von uns gewünschten Richtung voll zur Geltung kommt. Wir erinnern hier an das berühmte Verfahren des großen deutschen Arztes Prof. Dr. *August Bier*, die sogenannte „Biersche Blutstauung", bei der das Blut in einzelnen Kör= perteilen beliebig konzentriert werden kann und auf diese Weise seine Wirkung ausübt oder steigert.

Dies wird bei der Betrachtung einzelner Stellungen und ihrer Wirkung auf den Körper deutlich. Bevor man sich jedoch diese Körperstellungen näher ansieht und mit ihrer Ausführung beginnt, muß man sich eine wichtige, ja die wichtigste aller diesbezüglichen Regeln vor Augen halten und fest einprägen: nur in dem Tempo und bis zu dem Punkt vorgehen — und sei es millimeterweise — wie es der Körper ohne jegliches Unbehagen erlaubt! Es hat keinen Zweck, eine Leistung zu erzwingen, denn der dadurch entstehende Reiz wäre stärker, als ihn der Körper in diesem Augenblick auszuhalten vermag, und dies würde, nach dem Arndt=Schulzschen=Gesetz, die Anpassungsfähigkeit des Körpers hemmen und sein Wohlbefinden gefährden. Tatsächlich erweist sich ein solcher Versuch beim Erlernen der Übungen eher als eine Bremse, denn als Beschleunigung. Und umgekehrt: je langsamer und behutsamer man vorgeht, um so weiter kommt man. Hier bewahrheitet sich ein russisches Sprichwort: „Je langsamer du fährst, desto weiter gelangst du!"

Die richtige Übungsweise ist also folgende: Man versucht jede Körperstellung sozusagen zuerst „innerlich abzutasten" — bei dem geringsten Unbehagen, noch weit entfernt von Schmerz, macht man sofort halt, indem man sich auf das innere Körpergefühl verläßt, bis der Körper — und dies ist meistens schon nach wenigen Sekunden der Fall — allmählich von selbst nachgibt. Sollte sich jedoch das Gewebe oder das Gelenk weiter sträuben, so ist das immer ein Zeichen, daß man an der Grenze des mühelos zu bewältigenden Pensums angelangt ist, und man mache mit dieser Übung für jetzt Schluß, denn morgen ist auch noch ein Tag!

Diese Forderung steht übrigens in krassem Gegensatz zum akrobatischen Prinzip, bei dem es sich darum handelt, dem Körper durch mehrhundertfache erzwungene Wiederholung eine Leistung abzuringen. Im Yoga ist alles auf der Anpassungsfähigkeit des Körpers aufgebaut. Der Übende wartet an der Grenze des Möglichen, bis der Körper nachgibt und das scheinbar Unmögliche eintritt. Das ist das einzige wirkliche „Wunder" im Yoga — alle anderen Wunder sind eine natürliche Folgeerscheinung der Meisterung der Gesetze, die uns einstweilen noch nicht bekannt sind. Eines dieser Gesetze ist das Gesetz des *Rhythmus*: es ist die ständige Wiederholung der gleichen Anstrengung in gleichen Zeitabständen. Ebbe und Flut, Einatmung und Ausatmung, Pulsschläge, Tag und Nacht, Sommer und Winter usw., alles in der Welt unterliegt diesem Gesetz. Es ist

insofern „geheim", als wir ihm meistenteils keine Beach=
tung schenken. Wer hat schon gemerkt, geschweige denn
darüber nachgedacht, daß z. B. das erste Ahornblatt im
Frühling im großen und ganzen nur rohe Umrisse von den

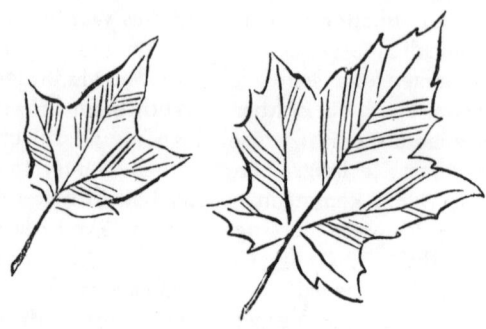

Abb. 1 Ahornblatt im Frühling (links) und im Herbst (rechts).
Das unentwickelte Blatt (links) kommt aber auch im Herbst,
kurz bevor das Laub welkt, als ,,Spätling'' vor.

drei Spitzen aufweist? Im Spätherbst dagegen, wenn das
Laub abfällt, kann man deutlich sehen, daß jede der drei
Hauptspitzen wiederum drei oder sogar mehr kleinere Spit=
zen gebildet hat, wie Abb. 1 zeigt.

Was bedeutet dies? Daß die Natur nach dem Gesetz des
Rhythmus arbeitet, der sich im Großen und im Kleinen ana=
log wiederholt; daher sprechen Mystiker, Okkultisten und
Yogis von dem Gesetz der *Analogie.* Dieselbe Erscheinung,
wenn auch nicht so ausgeprägt, beobachtet man an anderen
Bäumen, vor allem bei Akazie und Kastanie oder bei der
Tanne, die sämtlich mit jedem einzelnen Blatt oder mit jeder
einzelnen Nadel das allgemeine Aufbaugesetz des Zweiges,
der größeren Äste und sogar des ganzen Baumes auffallend
genau wiederholen. Man braucht nur diesen scheinbar so
gewöhnlichen Erscheinungen mehr Aufmerksamkeit zu
schenken, dann entdeckt man verblüffende Analogien, die
alle diesem Gesetz des komplexen Rhythmus unterworfen
sind: Systole und Diastole des Herzens, Ein= und Ausatmen,
das Wachen bei Tag und das Schlafen bei Nacht, vierzehn
Tage, wenn der Mond zunimmt und wieder vierzehn Tage,

wenn er abnimmt (die Inder nennen es helle und dunkle Monatshälfte, gewissermaßen als „Tag" und „Nacht" des Monats), sechs Monate, wenn die Sonne nach Norden, sechs Monate, wenn sie nach Süden geht (ebenfalls als „Tag" und „Nacht" des Jahres), unser ganzes Leben als „Tag" und das Jenseits als „Nacht" ... Die Yogis machen hier noch nicht halt wie wir, sondern behaupten, daß genauso wie es wirkliche Tage und Nächte in der Natur gibt, auch das Leben seine Tage und Nächte habe, d. h. immer neue und neue Geburten und Tode im Einklang mit diesem absoluten Rhythmus (Analogiegesetz); wie sich der Mond um die Erde, die Erde um die Sonne und die Sonne wahrscheinlich um ein noch höheres Zentrum im All dreht,[1] so rotieren allgemein die Zentren kleinerer Kreise um die Zentren größerer Kreise usw. Daher kann man auf Grund der Vorgänge im kleineren Kreise analog auf die Vorgänge im nächstgrößeren Kreise schließen.

Welchen praktischen Wert aber hat für uns dieses Gesetz des Rhythmus? Ohne es zu merken oder uns darüber im klaren zu sein, bedienen wir uns *täglich* dieses Gesetzes, denn wir wiederholen jeden Tag dieselben oder zumindest ähnliche Handlungen und erzielen so im Laufe einiger Tage, Monate oder gar Jahre die erwünschte Wirkung. Jede Übung ist eine praktische Anwendung dieses Gesetzes.

Machen wir eine Probe aufs Exempel: wir stellen eine brennende Kerze auf den Tisch, den wir in eine Ecke des Zimmers gerückt haben, und setzen uns auf einen Stuhl in die entgegengesetzte Ecke. Nun versuchen wir, die brennende Kerze auszublasen. Bringen wir es fertig, aus einer so großen Entfernung? Wir können uns noch so sehr anstrengen und sozusagen die Seele aus dem Leib herauspusten — aber die Kerzenflamme brennt weiter, sie flackert höchstens ein bißchen.

Und dennoch gibt es eine Möglichkeit, die Kerzenflamme langsam aber sicher auszublasen: indem wir ganz normal pusten, als säßen wir unmittelbar vor der Kerze; nach kurzer Pause pusten wir von neuem, wieder kommt eine kurze

[1] Die Bewegung der Sonne ist bereits festgestellt worden. Auch der Wissenschaft ist die Analogie zwischen dem unendlich Großen (Makrokosmos) und dem unendlich Kleinen (Mikrokosmos) vertraut, denn im Atom spiegelt sich das System der Sonne mit den sie umkreisenden Planeten.

Pause, in der wir Luft holen — wieder pusten wir usw., immer in kurzen und dabei gleichen Zeitabständen mit immer gleicher normaler Anstrengung. Die Flamme beginnt stärker zu flackern und geht schließlich aus, früher oder später, je nach unserer Entfernung von der Kerze.

Diese Übung spricht Bände. Sie ist die beste Illustration zur Wirkung des Gesetzes vom Rhythmus und erklärt uns, wie jede unserer Übungen, woraus sie auch bestehen mag, ja sogar jede unserer Handlungen, wenn wir sie fortwährend wiederholen, praktisch Berge zu versetzen vermag, sofern wir drei Hauptfaktoren berücksichtigen: erstens müssen sich die einzelnen Anstrengungen stets gleichbleiben, dürfen also weder allmählich nachlassen, noch plötzlich mit erhöhter Kraft gemacht werden; zweitens müssen auch die Zeitabstände jeweils gleich groß sein, und schließlich muß eine gewisse Zeit, je nach unserer „Entfernung" vom Ziel, verstrichen sein. Praktisch heißt dies, daß, wenn man beispielsweise heute nur fünf Minuten, morgen fünfzehn, übermorgen gar nicht und dafür am darauffolgenden Tage eine ganze Stunde übt, diese sämtlichen vier Tage verloren sind, da der Rhythmus gestört wurde. Wenn man dagegen heute fünf Minuten, morgen wieder nur fünf Minuten und übermorgen ebenfalls fünf Minuten usw. übt, erreicht man sein Ziel viel eher und sicherer als bei den eben geschilderten temperamentvollen Ausbrüchen des Arbeitseifers. Wenn, nehmen wir an, ein Pianist in einem Monat ein Konzert gibt, würde er sich, diesem Gesetz nach, weit besser darauf vorbereiten, sobald er z. B. jeden Abend zwischen 8 und 10 Uhr (die Zeit, zu der sein Konzert stattfinden soll) etwa eine halbe bis eine Stunde übt, als wenn er unregelmäßig einmal vier bis fünf Stunden, dann einige Tage gar nicht, dazwischen hin und wieder und unmittelbar vor dem Konzert stundenlang spielte.

Daraus folgt eine äußerst wichtige Arbeitsweise: man muß sich ein für allemal die geeignete Übungszeit (und =dauer) wählen — also alle 24 Stunden (d. i. einmal am Tage, um dieselbe Uhrzeit), oder alle 12 Stunden (d. h. zweimal am Tage, demnach z. B. um 9 Uhr morgens und ebenso um 9 Uhr abends, nicht etwa beliebig am Abend, wenn man gerade Zeit hat) oder alle 8 Stunden (dreimal am Tage, bei=

spielsweise um 8, um 16 und um 24 Uhr) oder aber alle 6 Stunden, also viermal am Tage mit den gleichen Uhr= zeiten, z. B. um 6 Uhr früh, am Mittag, um 6 Uhr abends und um Mitternacht. Dabei muß die Übung jeweils die gleiche Dauer haben, selbst wenn es nur einige Minuten sind. Es bleibt dann nur die Frage der Zeit — wie lange man diese Übungen wiederholen muß, je nach der „Entfernung" vom Ziel. Die praktische Erfahrung hat gezeigt, daß, selbst wenn man nur einmal in der Woche, dafür aber immer am gleichen Wochentag, um die gleiche Zeit und mit dem glei= chen Eifer übt, man doch, wenn auch erst im Lauf der Jahre, besser vorwärtskommt, als hätte man nur ab und zu und dabei unregelmäßig, aber öfter als einmal in der Woche geübt. Alles kommt somit auf den Rhythmus an, nicht auf unvermittelte Ausbrüche fieberhafter Tätigkeit — oder An= fälle trägen Nichtstuns, je nachdem!

Auch umgekehrt: wenn man täglich nur 5 bis 10 Minuten übt, dafür aber keinen einzigen Tag aussetzt, erreicht man geradezu wunderbare Ergebnisse bereits nach zwanzig Ta= gen — und man wird dasselbe Ergebnis nicht einmal in zwanzig Jahren erreichen, wenn man immer wieder aussetzt und wieder von neuem anfängt. Halten Sie sich stets das Beispiel einer brennenden Kerze oder einer Schaukel vor Augen: jedes Kind weiß, daß eine schwingende Schaukel nur, wenn man ihr im richtigen (und dabei im rhythmisch= gleichen) Augenblick einen „Schubs" gibt, die gewünschte Höhe erreicht — und man stört lediglich den Schwung, wenn man auch „mal dazwischen" stößt. Daraus folgt, daß man es vermeiden soll, außerhalb der rhythmischen Zeit noch „zusätzlich zu üben, weil einem gerade danach ist", da der Rhythmus dann gestört wird.

Nach diesen vorbereitenden Ausführungen über das Ge= setz des Rhythmus, das auch dem Yoga, wie allem sonst in der Welt, zugrunde liegt, können wir mit den eigentlichen Übungen (Körperstellungen) beginnen. Was sind das für Stellungen? Sie heißen auf Sanskrit *Asana* (sprich: assana), und werden gewöhnlich mit dem Wort „Sitzstellung" über= setzt, jedoch nicht ganz zutreffend, da Asana nicht nur einen Sitz, sondern auch eine liegende oder stehende Posi= tur in sich begreifen kann. Viel zweckmäßiger und der eigentlichen Bedeutung entsprechender wäre es, dieses Wort als „das Sitzen(usw.)=Bleiben" wiederzugeben, da diese Be= zeichnung eines der Geheimnisse der ganzen Übungstechnik in sich birgt. Es geht nämlich nicht einfach darum, daß man eine bestimmte Körperstellung, sei es ein Sitz, sei es eine Lage oder ein Stand, einnimmt, wie es bei der Gymnastik, bei der Akrobatik oder beim Turnen der Fall ist; man muß vielmehr längere Zeit, mitunter mehrere Minuten, in dieser Positur verharren, wodurch erst die eigentliche Wirkung der Übung, das heißt vor allem die ungehinderte bzw. er= höhte Blutzirkulation und andere feinere Vorgänge, von denen später noch die Rede sein wird, zustande kommen und sich vollkommen entfalten können.

Die Grundregel über diese Stellungen lautet:

„Das Sitzenbleiben (Asana) muß stabil und angenehm sein." *(Yoga=Sutra, II, 46)*

Sie können unmöglich stabil bleiben, wenn die Stellung Ihnen Unbehagen oder gar Schmerzen verursacht. Jeder Schmerz, jedes unangenehme, unbehagliche Gefühl ist im= mer ein Zeichen, daß entweder etwas falsch gemacht oder zu weit vorgegangen wurde. Es gibt also eine Grenze, sozusagen das „Niemandsland", das nicht betreten werden darf, und jede Übertretung dieser Grenze, sofern sie mit Absicht geschieht, ist ein sicherer Weg zum *Fakirismus*, einem Gegenpol des Yoga. Selbst nach den Übungen darf kein Muskelschmerz (Muskelkater) einsetzen — im Gegen= teil, man muß stets das erfrischende und beglückende Ge= fühl verspüren, als hätte man sich erholt oder ein erleich= terndes Bad genommen. Wer also übt, wird niemals irgend= welche Beschwerden davontragen oder während des Übens empfinden. Wenn man aber während der Übung kein Unbehagen fühlt, kann man auch ohne weiteres längere Zeit ohne Zappeln und ständiges Verbessern der Lage, welches immer wieder beobachtet wird, in derselben Stel= lung bleiben. Dann wird auch die Blutzirkulation unbehin= dert ablaufen. Aber wie erreicht man das?

Die nächste Regel gibt uns Aufschluß:

„(Dies muß geschehen) durch Lockerung der Bemühung und unendliches Nachgeben." · *(ebenda II, 47)*

Hier begegnen wir wiederum dem Gesetz der Wechsel=wirkung von Spannung und Entspannung, aus denen der goldene Mittelweg gefunden werden muß. Nach der Yoga=lehre besteht überall in der Welt eine Wechselwirkung der drei Kategorien (Guna) alles Materiellen, der *Trägheit* (Tamas), der *Energieentfaltung* (Rajas, sprich: radschas) und der *Harmonie* oder Ruhe (Sattva, sprich: ssattwa). Demnach kann eine Entspannung entweder eine Schlapp=heit sein, die der Trägheit entstammt, oder aber eine Beru=higung nach der Leistung. Diese höhere Entspannung, die immer erst *nach* einer Leistung (Rajas) eintritt bzw. ein=treten soll, ist dann Sattva, das A und O im ganzen Yoga — im Benehmen, im Essen und Trinken, in den Körper= und Atemübungen ebenso wie in den geistigen Übungen der Kontemplation.

Die erwähnte Regel empfiehlt also folgende Technik der Ausführung: Zunächst muß man sich vorsichtig bemühen, die erwünschte Körperstellung einzunehmen, zumindest annähernd. Da hier in der Hauptsache eine *Dehnung* des Gewebes (Spannung) in Frage kommt, ist diese Vorsicht geboten. Soweit die Spannung oder Leistung. Daraufhin kommt die *Lockerung* dieser Anstrengung, damit man wirklich angenehm und stabil längere Zeit bleiben kann — das ist die eigentliche und dabei richtige Entspannung. In dieser Entspannung können wir verbleiben und abwarten, bis der Körper zusehends nachgibt. Dieses *Nachgeben* des Körpers kennt praktisch keine Grenzen, wenn man ihm jedesmal nur eine Kleinigkeit abverlangt. Deshalb heißt es im Text „durch unendliches Nachgeben". Daraus folgt, daß man nicht mit einemmal die vollkommene Stellung errei=chen, sondern sie erst nach und nach entwickeln soll.

Diese Schlußfolgerung aus den klassischen Regeln ergibt auch die einzig richtige Technik: man soll *stufenweise* vor=gehen. Dies gilt freilich nicht für den Inder, der nach dem Westen kommt oder gar in Indien seinen Jüngern die Übun=gen vormacht, denn er zeigt sie ihnen gleich in der höchsten Vollendung, die für einen Inder gewissermaßen bereits in seiner Erbmasse steckt — er braucht sie nur herauszuholen. Für uns Europäer jedoch, die wir uns alles erst schwer erar=beiten müssen, eignet sich dieses Verfahren nicht. Uns

muß jede Übung langsam und Schritt für Schritt näher=
gebracht werden. Jeder Versuch, nach indischem Muster
ohne dieses stufenweise Fortschreiten vorzugehen, schließt
deshalb — da jede Körperstellung im allgemeinen rund ein
ganzes Jahr in Anspruch nimmt, bis sie wirklich beherrscht
wird — die Gefahr in sich, daß man, sagen wir, 364 Tage
falsch übt und sich selbst dadurch Schaden zufügt, bis man
endlich am 365. Tage die Übungen richtig und ohne Nachteil
ausführt.

Bevor wir zu den Yoga-Übungen übergehen, möchten
wir einige wichtige *Grundregeln* nochmals unterstreichen:

1) Die Yoga=Stellungen dürfen *niemals* zusammen mit
anderen gymnastischen, akrobatischen, Turn= oder Kraft=
übungen, Sport und sonstiger Körperbetätigung abwech=
selnd oder gar in einer Reihe vorgenommen werden, denn
dies würde der spezifischen Wirkung der Yoga=Übungen
zuwiderlaufen und sie somit aufheben.

2) Dasselbe gilt für den etwaigen Versuch, die Yoga=
Stellungen auf gymnastische Art — also schnell, mit Kraft,
Anstrengung oder Schwung, ohne Rücksicht auf Schmerzen
und ungeachtet der Spezialregeln, die in allen Einzelheiten
befolgt werden sollten — auszuführen.

3) Unmittelbar *nach* den Yoga=Stellungen darf kein kaltes
oder warmes Bad genommen werden; ebenso muß Ab=
waschen des Körpers, Massage, Schütteln der Arme und
Beine o. ä. unterbleiben.

4) Unmittelbar *vor* den Yoga=Stellungen darf nichts ge=
gessen werden. Mindestens zwei Stunden müssen nach der
letzten Mahlzeit verstrichen sein. Dagegen kann sofort *nach*
den Übungen gegessen werden.

5) Die Yoga=Stellungen sollen nicht sofort nach dem Er=
wachen oder unmittelbar vor dem Einschlafen gemacht wer=
den — im ersten Fall, weil der Körper zu steif ist und die
Schwierigkeit der Übung leicht zu gewaltmäßiger oder un=
genügender Ausführung verleiten könnte, im zweiten Fall,
weil die Übungen den Körper allzusehr aufmuntern und
anregen und evtl. den Schlaf vertreiben würden.

Jeder sucht sich am besten die passende Zeit je nach
seinem Lebenszuschnitt selbst aus. Wenn man erst abends

nach Hause kommt, kann man gleich, sagen wir, eine halbe Stunde die Übungen machen — dann schmeckt das Essen um so besser. Auch nach dem Aufstehen oder vor dem Schlafen= gehen zu üben ist nicht unmöglich, nur sind dann die Be= dingungen weniger günstig.

6) Man darf die Körperstellungen aus Zeitmangel oder Ungeduld *nie* zu hastig machen, denn dies würde die Tech= nik der Ausführung so stark verderben, daß es mitunter längerer Zeit bedürfte, um die Fehler oder gar Schäden dieser Achtlosigkeit wieder zu beheben.

7) Man soll sich am Anfang keinen allzugroßen Illusio= nen hingeben und das Resultat „von heute auf morgen" erwarten. Das Typische an diesen Übungen ist ihre ver= blüffende Wirkung, die sich in den meisten Fällen erst nach etwa fünf bis sechs Monaten, dann aber ziemlich über= raschend bemerkbar macht. Der oberste Grundsatz lautet: „Der Körper soll nicht wissen, was man mit ihm vorhat."

Wir werden uns dieses Grundsatzes auch bei den anderen Yoga=Übungen des öfteren erinnern.

Soweit die theoretischen Erwägungen — jetzt gehen wir zur Praxis über.

Als erste vorbereitende Übung, die zugleich das Grund= prinzip aller anderen Körperstellungen (Asanas) darstellt — nämlich, daß *Kopf, Hals und Rücken stets gerade gehalten werden* — wählen wir

die fressende Giraffe (Padottanasana).

Wir stehen aufrecht, die Beine gestreckt und 1 bis 1$^{1/2}$ Meter auseinander. Nun legen wir den Kopf in den Nacken, so weit es geht, und stellen uns vor, der ganze Oberkörper bilde von Kopf bis Hüftgelenk *ein einziges steifes Stück.* Indem wir nun auch die Arme waagerecht ausstrecken, bük= ken wir uns langsam und behutsam nach vorn, und zwar so, daß der Körper nur in der Leistenbeuge gekrümmt wird. Während der ganzen Zeit müssen wir mit *dem Hinterkopf den Nacken spüren.* Wir gehen nur so weit, wie es unsere Kniekehlen ohne Schmerz aushalten. Sollte sich auch nur ein schwacher Schmerz einstellen, machen wir halt und warten ab, bis er nachläßt. Gewöhnlich ist dies bereits nach wenigen Sekunden der Fall. Dann gehen wir einige Milli=

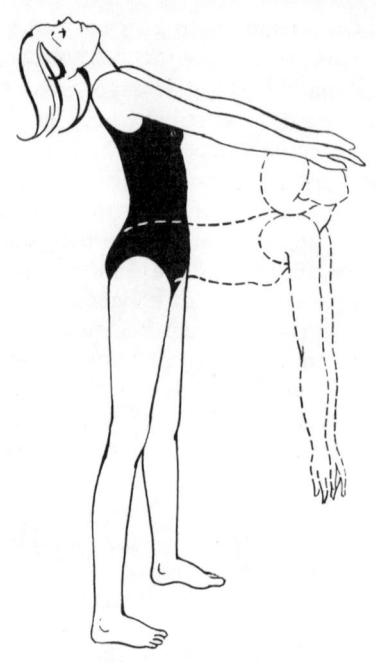

Abb. 2 Die fressende Giraffe (Padottanasana)

meter weiter, immer darauf achtend, daß wir die Grenze
des schmerzlosen Vorbeugens nicht überschreiten. Die erste
Stufe wird erreicht, wenn wir mit durchgedrückten Knien,
nach hinten gehaltenem Kopf und hohlem Kreuz die Arme
vorstrecken und mit den Fingerspitzen den Fußboden be=
rühren. Unter keinen Umständen darf man trotz der
Schmerzen weiter gehen, nur um einen falschen Ehrgeiz zu
befriedigen.

Ist an diesem Tag — oder auch erst nach mehreren Ta=
gen — die erste Stufe erreicht worden, so bücken wir uns
noch mehr, evtl. stellen wir die Beine etwas breiter ausein=
ander, bis wir sogar die Handflächen auf den Fußboden
auflegen können. Nach einigem Üben gelingt es uns, dabei
auch mit der Nase den Boden zu berühren. Dies ist bereits
die zweite Stufe. Stets müssen die Knie durchgedrückt sein
und der Hinterkopf den Nacken spüren.

Es geht aber noch weiter: die dritte Stufe wird erreicht, wenn wir die Fesseln mit den Händen halten und den Fuß= boden abermals mit der Nase (nicht mit der Stirn!) berüh= ren, oder ein Stückchen Schokolade mit dem Mund vom Boden aufheben.

Die vierte und höchste Stufe hat man erklommen, wenn man dasselbe Kunststück ohne Zuhilfenahme der Arme, bei noch breiter stehenden Beinen auszuführen vermag.

Die fressende Giraffe ist das A und O aller Asanas, weil sie uns die einzig richtige Technik lehrt: erstens die Kopf= Hals=Rücken=Gerade und zweitens äußerst langsames, schmerzloses Vorgehen — in dem Maße, wie es der Körper ohne Unbehagen erlaubt.

Wirkung: Diese Stellung nimmt die Steifheit in den Beinen und Hüftmuskeln und macht die Wirbelsäule ge- lenkig.

Wenn wir diese Vorübung beherrschen — keineswegs vorher —, gehen wir an die eigentlichen Hauptübungen.

1) Die Entspannungslage „Totenstellung" (Savasana)

Legen Sie sich auf die Übungsdecke, auf einer harten Unterlage, ausgestreckt auf den Rücken und entspannen Sie Ihren ganzen Körper. Die Beine sind leicht gespreizt, die Arme liegen locker neben dem Körper, die Handflächen zeigen nach oben oder leicht nach innen, während die Fin- ger leicht gekrümmt sind. Wenn die Fußspitzen rechts und links nach außen gerichtet sind und eine gerade Linie bil- den, sind die Beine entspannt.

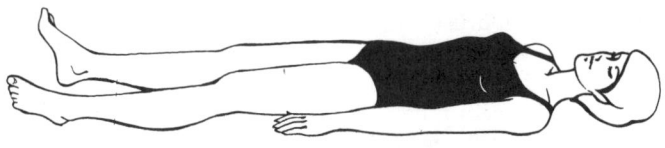

Abb. 3 Die Totenstellung (Savasana)

Als Kontrolle für die Entspannung der Arme gilt fol=
gender Versuch: Wenn die Hände auf den äußeren Kanten
(mit Daumen nach oben) liegen, braucht man nur kräftig
und kurz die Fäuste zusammenzuballen — und schon sprin=
gen die Hände bis zu den Schultern und fallen wie leblos
zurück. Dies kann nur geschehen, wenn die Arme vorher
wirklich entspannt waren und die geballten Fäuste sofort
wieder gelockert werden.

Haben wir die Entspannung richtig zuwege gebracht, so
beginnen wir mit der Hauptübung, der sogenannten „Kerze".

2) Die Kerze, „Allgliederstellung" (Sarvangasana)

Sie liegen entspannt auf dem Rücken in der Totenpose.
Nun heben Sie langsam die gestreckten Beine senkrecht,
bis Sie mit den Händen die (durchgedrückten) Kniekehlen
halten können. Der Kopf muß dabei auf der Decke liegen
bleiben. Dies ist die erste Stufe der Kerze. Sie soll solange
beibehalten werden, bis der erhöhte Blutdruck im Hals
etwas nachläßt.

Ist dies der Fall, so lassen Sie die Hände von den Knie=
kehlen bis zu den Fesseln rutschen, wobei der ganze Kör=
per steif wie *ein* Stück gehalten wird. Durch diese Bewegung
der Hände rollt der Körper auf dem Rücken etwas nach
hinten. Merken Sie sich diese steife Haltung und die Bewe=
gung des Körpers, und nun versuchen Sie, indem Sie die
Handflächen auf das Gesäß legen und sich auf die Ellbogen
stützen, dieselbe steife Haltung und das Rollen des Körpers
nach hinten — bis die Knie über dem Gesicht zu liegen
kommen — zu wiederholen. Die entstandene eckige Körper=
haltung (die „halbe Kerze") ist die zweite Stufe. Auch in
dieser Lage verweilen Sie etwas, bis der erhöhte Blutdruck
im Hals (Schilddrüse) nachgelassen hat.

Versuchen Sie unter keinen Umständen aus der ersten
Stufe den Unterleib gleich nach oben zu heben — die rich=
tige Technik, selbst bei Beherrschung der Kerze, ist stets
das Führen der Beine nach hinten über den Kopf und das
Rollen des Körpers auf dem Rücken.

Die dritte (End=) Stufe ergibt sich aus der zweiten, wenn

man sich allmählich immer mehr und mehr (je nach dem Vermögen des Körpers) aufrichtet. Im Endergebnis sollen die Hände weder am Becken noch an der Lendenpartie, sondern lediglich an den Rippen stützen, die Füße nicht über dem Gesicht liegen und die Beine vollkommen gerade gehalten werden (Abb. 4). Wird diese höchste Stufe beherrscht, dann muß sie täglich mehrere Minuten (bis 4 oder 5 Minuten) ausgehalten werden, wobei man mit etwa einer halben Minute anfangen und sekundenweise verlängern soll. Es ist sehr wichtig, die Kerze, auch wenn sie mühelos und vollständig beherrscht wird, äußerst langsam auszuführen — etwa auf 30 bis 60 dabei zählen!

Die Kerze ohne Armstütze, wie sie oft in den Gymnastikschulen geübt wird, ist höchstens eine Kontrolle (man darf mit oder ohne Arme die Körperlage nicht im geringsten verändern!), aber keine Übung. Auch der sonst beliebte elegante Schwung ist hier völlig fehl am Platze und hat eher eine umgekehrte Wirkung — das Blut, anstatt in der Schilddrüse festgehalten zu werden, schießt zentrifugal in die Beine und Füße und erhöht hier die Spannung und jeweilige Anschwellung der Adern (Krampfadern), anstatt sie zu lindern oder gar zu beseitigen, wie es die richtig „indisch" ausgeführte Kerze ohne Zweifel vermag.

Man muß der Tatsache stets eingedenk bleiben, daß dieselben Körperstellungen, rein gymnastisch ausgeführt, nicht nur die spezifische Wirkung, wie sie vom Yoga in Aussicht gestellt wird, verfehlen, sondern oft sogar das Gegenteil zur Folge haben.

Bei dieser Gelegenheit können wir nicht umhin zu bemerken, daß nicht nur die gymnastische Ausführung der Kerze und aller anderen indischen Körperstellungen, die neuerdings bei uns im Westen große Mode sind und fast in sämtlichen Gymnastikschulen in die typisch westliche Reihe der Körperübungen mit aufgenommen wurden, sondern vor allem die Verschmelzung der gymnastischen mit den Yoga-Übungen durchaus keine Vorteile, vielmehr im Gegenteil lauter Nachteile mit sich bringt, da das eine System dem anderen zuwiderläuft und beide sich gegenseitig aufheben. Bei der Gymnastik geht es in erster Linie darum, die Muskeln zu betätigen, und deshalb fließt das Blut

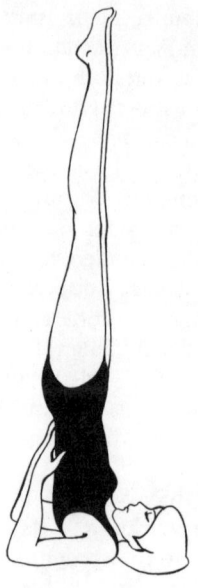

Abb. 4 Die Kerze (Sarvangasana)

hauptsächlich diesen Muskeln und der Körperoberfläche zu, während es bei den Yoga=Übungen zu den inneren Organen geleitet und der Peripherie des Körpers eher entzogen wird. Wer deshalb Gymnastik und Yoga zusammen übt, erzielt weder mit dem einen noch mit der anderen den erwarteten Erfolg, sondern erntet nur Zeitverlust und Ermüdung; darüber hinaus läuft er Gefahr, sich bei der allzu europäischen Ausführung indischer Übungen auch noch typisch europä= ische Schäden wie Muskelkrämpfe, Überdehnungen und sogar Geweberisse zuzuziehen. Wir möchten also vor einer Vermischung der Yoga=Stellungen mit den gymnastischen Übungen ganz entschieden warnen! Das oben Gesagte gilt auch für das nach Abschluß der Gymnastik übliche Baden oder einfache Abwaschen des Körpers mit kaltem oder warmem Wasser. *Nach* den Yoga=Übungen ist es völlig unzweckmäßig, da dabei das Blut wieder an die Oberfläche getrieben und den inneren Organen und Drüsen, auf die es gerade einwirken sollte, entzogen wird, so daß die Wirkung

der Yoga=Stellungen sofort aufhört. Wir können also ent=
weder *vor* den Übungen turnen oder baden, oder wir ver=
legen beides auf den Abend, falls wir die Yoga=Übungen
morgens zu machen gewohnt sind.

Wir wenden uns wieder unserer Kerze zu. Welches sind
die spezifischen Wirkungen der indischen Ausführung?
In erster Linie kommt die erhöhte Durchblutung dem Hals,
also der Schilddrüse, den Nebenschilddrüsen und den Man=
deln zugute. Infolgedessen werden diese Drüsen normal
arbeiten. Wir wissen aus der Physiologie, daß die Über=
funktion der Schilddrüse die Basedowsche Krankheit, ihre
Unterfunktion den Kropf hervorruft. Durch die regelmä=
ßige Übung der Kerze einige Minuten täglich werden zu=
nächst diese Leiden gelindert und nach genügendem Üben
sogar ganz ausgeschaltet. Dasselbe ist mit der Überfunktion
bzw. Unterfunktion der Nebenschilddrüsen der Fall — also
mit der Recklinghausenschen Krankheit (starkes Schwäche=
gefühl, rheumatische Kreuzschmerzen, Hautveränderungen
und Neigung zu Knochenbrüchen ohne äußere Ursache),
ebenso mit der Tetanie (Neigung zu Krämpfen). Die stän=
dige Übung der Kerze hilft auch diese Leiden beseitigen.
Ferner wirkt diese Übung äußerst wohltuend auf die Man=
deln und macht ihre operative Entfernung unnötig, da die
Mandeln infolge besserer Durchblutung, selbst wenn sie
vorher eitrig waren, allmählich gesunden und ihre Funktion
wieder normal ausüben.

Außerdem bekommt der Übende weniger Mandelent=
zündung, Angina oder dergleichen.

Die Hypophyse, die für die Produktion der Hormone
anderer innersekretorischer Drüsen von Bedeutung ist,
wird ebenfalls angeregt.

Kerze (Sarvangasana) wird empfohlen bei Harnerkran=
kungen, Magengeschwüren, Darmentzündungen, Prosta=
taleiden.

Senkungen der Organe (z. B. Nieren, Magen, Gebär=
mutter) werden bekämpft, eine heilende Wirkung auf Hä=
morrhoiden ist zu erwähnen.

Die Bauchmuskulatur wird gestärkt und im Unterleib
erfolgt eine bessere venöse Blutzirkulation.

Die günstige Blutversorgung des Gehirns einschließlich einer leichten Druckverstärkung kann Gefäßverkrampfungen beseitigen und demzufolge Kopfschmerzen vermeiden helfen.

Ferner beseitigt man durch regelmäßiges Üben der Kerze Krampfadern, wenn man die Übung auf mindestens drei bis vier Minuten täglich ausdehnt.

Die Kerze vermindert die Gefahr der Erkrankung an Blinddarmentzündung und soll sogar, in Verbindung mit einer Milchkur, ein hervorragendes Mittel im Kampf gegen den Aussatz sein. Im allgemeinen wirkt diese Übung ver= jüngend auf den ganzen Organismus, besonders auf die Sexualorgane und =drüsen, und vermag sogar die anderen Verjüngungsmittel (nach Steinach oder Voronoff) zu erset= zen. Alles in allem ist die Kerze für jeden Teil des Körpers wichtig, unmittelbar oder mittelbar; darum wird sie von den indischen Yogis als eine „Allglieder=Stellung" bezeich= net.

Wenn die Kerze beherrscht wird, läßt sich noch eine weitere Übung daraus entwickeln: man senkt langsam die Knie auf die Schultern, die Fußspitzen berühren dabei den Fußboden hinter dem Kopf. Die Hände streckt man aus mit den Handflächen am Boden. Nun streckt man vorsichtig die Beine aus und gleichzeitig spreizt man sie.

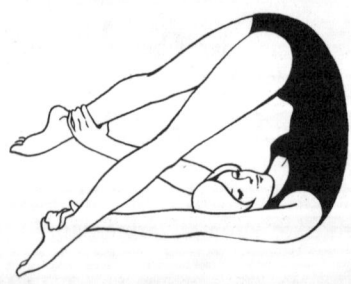

Abb. 5 Die schlafende Giraffe (Supta Konasana)

Wenn wir dabei die Hände von innen auf die Fersen le= gen, sind wir zu der Stellung schlafende Giraffe (Supta Ko= nasana) übergegangen.

Wenn die Knie vollkommen durchgedrückt sind und dabei kein Schmerz sich meldet, so versuche man die immer gestreckt gehaltenen Beine allmählich wieder zu schließen.

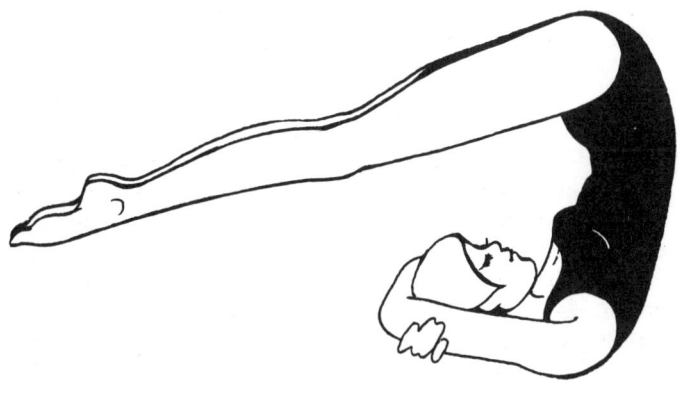

Abb. 6 Der Pflug (Halasana)

Wenn dann ebenfalls kein Schmerz in den Kniekehlen entsteht, so wird auch diese Übung beherrscht. Darauf legen wir die Arme über den Kopf (Hände an den Ellbogen) und verschieben den ganzen Körper soweit über den Kopf, bis der Unterleib über dem Gesicht liegt. Diese Stellung heißt auf indisch der *Pflug* (*Halasana*, Abb. 6). Die Beine müssen dabei möglichst weit gespreizt sein, als wolle man „Spagat" machen. Diese beiden Stellungen, besonders der Pflug, sind in noch höherem Grade als die Kerze ein ausgezeichnetes Mittel zur Bekämpfung der Schlaflosigkeit und zur Senkung des Blutdrucks. Sie machen das Rückgrat höchst geschmeidig, haben aber eine Tücke — beide, besonders der Pflug, lassen sich nicht ohne langsame Steigerung längere Zeit (2 Minuten Dauer sind notwendig als Minimum) aushalten, da man bisweilen am nächsten Morgen krampfartige Schmerzen verspürt, die erst nach ein bis zwei Tagen verschwinden. Deshalb gilt hier — wie übrigens bei allen anderen Asanas (Körperstellungen) — eine wichtige Regel: *nie ohne Vorbereitung die Dauer einer Übung verlängern!*

Als Kontrolle für die Beherrschung des Pfluges gilt es, die gestreckten Knie ans Gesicht zu drücken (der umge= kehrte „Kniekuß", siehe weiter unten), als Kontrolle (nicht als ständige Übung!) für die „schlafende Giraffe", nach hinten über den Kopf aufzustehen, wodurch man zur „fres= senden Giraffe" übergeht.

3) Der Fisch (Simhasana)

Als ein gewisser Ausgleich wird unmittelbar nach dem Pflug der Fisch ausgeführt: man hält die Beine im *Schnei= dersitz* (oder Unterschenkel parallel, die Füße an den Knien), legt sich auf den Rücken, stützt sich auf die Ell= bogen, den Scheitel am Boden, und wölbt den Brustkorb, soweit es geht (das Gesäß bleibt am Boden liegen). Die Hände hält man an den Hüften. Dies ist allerdings nur der „halbe" Fisch, der „ganze" ergibt sich aus derselben Lage im *Lotossitz*. Da dies aber äußerst schwierig ist und min= destens ein halbes Jahr Übung verlangt, haben wir uns

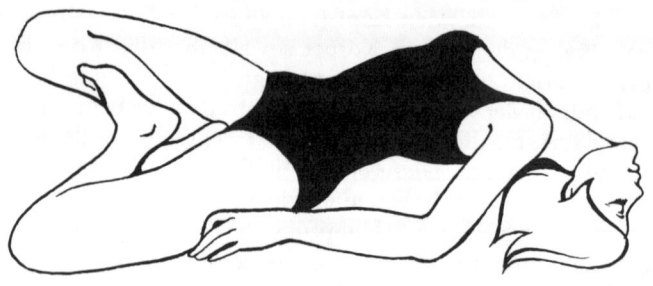

Abb. 7 Der Fisch (Simhasana)

mit dem „halben" Fisch begnügt. Die Wirkung erstreckt sich, wie man sich leicht denken kann, auf Dehnung und Durchblutung der Brustpartie, in erster Linie der Thymus= drüse. Da einer Unterfunktion dieser Drüse zu Tumorbil= dungen, eine Überfunktion zum Herzkollaps führen kann, ist die Übung als ein Mittel zur Beseitigung dieser Leiden nicht zu unterschätzen. Darüber hinaus wirkt der Fisch auf die Hypophyse und die Zirbeldrüse; er dient zur Bekämpfung der Epilepsie, verhütet den Verlust der sexuellen Kraft und wird zur Heilung von Schwindsucht, Bronchitis und Asthma in chronischer Form, auch Herzasthma, angewendet. Bei Asthma empfiehlt sich die flache Rückenlage (keine Wölbung der Brust) mit den Armen über dem Kopf und in Verbindung mit einem besonderen Atem (Blasebalg, siehe weiter unten). Diese kombinierte Übung heilt selbst das chronische Asthma.

Die Dauer der Übung ist im allgemeinen ein Drittel bis die Hälfte der Zeit, die man für die Kerze braucht.

Den Namen „Fisch" verdankt diese Stellung der Tatsache, daß man sich damit ohne Bewegung der Arme oder Beine über Wasser zu halten vermag. Allerdings gehört eine bestimmte Atemtechnik dazu, wovon später noch die Rede sein wird.

4) Der Kniekuß (Padangusthasana)

Nach der Beherrschung der uns bereits bekannten fres=
senden Giraffe können Sie sich schon an den sogenannten
Kniekuß heranwagen. Sie stehen mit parallel gerichteten
Beinen, herabhängenden Armen und nach hinten geboge=
nem Kopf (der Hinterkopf muß den Nacken spüren) auf=
recht da. Den ganzen Oberkörper von Kopf bis Hüftgelenk
betrachten Sie wiederum wie ein steifes Stück. In dieser
Haltung beugen Sie sich langsam nach vorn, genauso wie
Sie es bei der fressenden Giraffe gelernt haben, mit dem
einzigen Unterschied, daß diesmal Arme und Beine nicht
gespreizt werden. Fahren Sie solange fort, wie noch kein
Schmerz in den Knien entsteht, andernfalls machen Sie halt
und warten ab. In wenigen Sekunden können Sie noch tie=
fer gehen — bis ein neuer Schmerz aufzukommen droht,
usw. Während der ganzen Bewegung achten Sie bitte dar=
auf, daß der Kopf nicht gesenkt wird und der Rücken flach
(hohles Kreuz) bleibt. Sie können auch bei dieser Übung

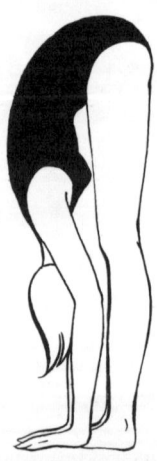

Abb. 8 Der Kniekuß (Padangusthasana)

verschiedene Stufen erreichen, indem Sie zunächst den Fuß=
boden mit den Fingerspitzen berühren, dann mit der Hand=
fläche (Abb. 8), dann mit den Handflächen nach hinten.

Oder Sie umfassen die Fesseln mit den Händen, drücken die Ellbogen an die Unterschenkel und berühren mit den Lippen Ihre Knie. Vermeiden Sie dabei um jeden Preis zweierlei: mit den Knien einzuknicken und den Kopf zu senken bzw. mit der Stirn die Knie zu berühren. Nicht umsonst heißt diese Übung „Kniekuß". Bei der richtigen Ausführung bleibt die Vorderpartie des Körpers gerade, und der Rücken wird nicht gedehnt — nur im letzten Augenblick, wenn Sie die Lippen auf die Knie drücken, werden das Gesäß und der Unterleib etwas gedehnt — daher auch die indische Bezeichnung dieser Stellung: „Dehnung des Hinterteiles." Der Bauch darf also niemals in der Taille gefaltet, der Rük= ken niemals gedehnt werden — Sie können während der ganzen Dauer der Übung frei atmen, sprechen und sogar singen! Die übliche gymnastische Verbeugung in der Taille dagegen schnürt die Luft ab, hemmt also die freie Atmung und die Blutzirkulation.

Dieselbe Übung im Sitzen ist bedeutend schwerer — des= halb aber auch wirksamer — und verlangt noch einige Zwi= schenstufen, nämlich die fressende Giraffe im Sitzen, wobei man zunächst die Beine in einem Winkel von etwa 100° spreizt und das Kinn auf die Ellbogen stützt, oder — wenn auch diese Vorstufe zu schwer erscheinen sollte — sich jedes

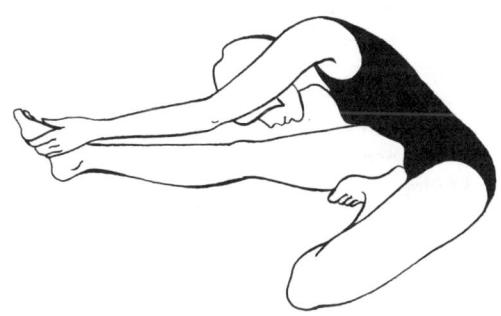

Abb. 9 Der halbe Kniekuß (Janu Sirsasana)

Bein allein vornimmt: das eine Bein wird ausgestreckt, das andere eingeknickt (die Fußsohle an die Innenseite des anderen Oberschenkels gedrückt).

Der ausgestreckte Fuß wird mit beiden Händen um=

schlossen, der Kopf liegt auf dem betreffenden Knie. Jede Seite abwechselnd üben! (Abb. 9)

Als Kontrolle gilt: der Rippenrand muß auf den Oberschenkel drücken — nicht etwa soll, wie es oft probiert wird, der Oberkörper eine Art Bogen über den Beinen bilden. Der ganze Oberkörper muß fest anliegen.

Die Dauer der Übung: Man beginnt mit ein paar Sekunden, gibt dann einige weitere Sekunden zu und muß die Übung, wenn sie eine bleibende Wirkung haben soll, allmählich auf zwei bis drei Minuten ausdehnen. Die Wirkung dieser Körperstellung ist sehr mannigfaltig. In erster Linie begünstigt sie die Verdauung, beseitigt sogar chronische Verstopfung und andere Verdauungsbeschwerden, ferner Hämorrhoiden und Leiden der Vorsteherdrüse. Leber, Milz und Nieren werden gekräftigt. Dies wird allerdings nur bei der richtigen Technik erreicht, da dabei, wie wir schon erwähnt haben, die Vorderpartie des Körpers gerade und etwas gedehnt bleibt, andererseits aber eine Art „Biersche Blutstauung" in den Bauchorganen und im Unterleib (infolge der Dehnung dieser Partie) eintritt. Führt man aber die Übung falsch aus — wie es häufig beobachtet werden kann, wobei die Taille, nicht die Leistenbeuge, die eigentliche Biegung erfährt —, so werden erstens die Verdauungsorgane zusammengequetscht; statt erhöhter Blutzufuhr wird ihnen das Blut entzogen, die Atmung infolge der Zusammenfaltung der Taille gehemmt, somit auch die Sauerstoffversorgung, und das Resultat ist das Gegenteil einer guten Verdauung. Zweitens wird der Unterleib nicht gedehnt, und die wohltuende Wirkung dieser Übung auf die Hämorrhoiden und die Vorsteherdrüse (Prostata) bleibt ebenfalls aus.

Sobald sie richtig ausgeführt wird, wirkt die Übung (besonders wenn nur das linke Bein gestreckt bleibt) auch anregend auf die Bauchspeicheldrüse (die sogenannten Langerhansschen Inseln) und beseitigt durch natürliche Erhöhung der Produktion des Insulinhormons die Zuckerkrankheit. Man darf sich aber nicht wundern, wenn diese wunderbare Wirkung infolge mangelhafter bzw. falscher (s. oben) Ausführung ausbleibt, was unter Umständen die ganze Yogalehre in Mißkredit bringen kann.

Ferner bewirkt der Kniekuß, besonders wenn er im Stehen gemacht wird, eine tadellos schlanke Hüftlinie bei Frauen, muß aber zu diesem Zweck mehrere Monate täglich mindestens zwei bis drei Minuten lang geübt werden. Allerdings sei bei dieser Gelegenheit allen Menschen, die durch Yoga=Übungen abnehmen möchten, ausdrücklich gesagt, daß die erstrebte Wirkung der Yoga=Stellungen nur dann voll erreicht wird und von Dauer ist, wenn, wie auch bei jeder anderen Krankheit, die durch diese Übungen behoben werden soll, zugleich die *Ursache* des Leidens beseitigt wird. Im Falle der Fettsucht ist dies, abgesehen von der mangelhaften Funktion der innersekretorischen Drüsen (in erster Linie der Schilddrüse und der Hypophyse), häufig die ständige übermäßige Fettzufuhr, die — wir müssen dies unterstreichen — hauptsächlich vom Fleischgenuß herrührt. Der Leser möge sich folgende Tatsachen ein für allemal klar machen. Wenn er an einem Tag, nehmen wir an, ein Pfund mageres Rindfleisch zu sich nimmt (es ist gar nicht so schwer, 500 Gramm Fleisch an einem Tag in drei Mahlzeiten zu vertilgen!), so bekommt sein Körper 145,2 Gramm[1] Fett zugeführt. Da er jedoch bei 70 Kilogramm Körpergewicht höchstens 60 Gramm Fett täglich braucht, wird das überflüssige Fett — also immerhin nicht weniger als 85 Gramm — bei mangelnder Funktion seiner Drüsen sich im Körper ablagern. Man rechne nun aus, wieviel überflüssiges Fett sich innerhalb kurzer Zeit auf diese Weise ansammelt! Dabei haben wir das magere Rindfleisch, nicht etwa ein fettes Stück Schweinefleisch als Beispiel gewählt. Und nun wollen wir sehen, was derselbe Mensch davon zu halten hat, wenn ihm besonders ans Herz gelegt wird, bloß keine Backwaren zu essen, da sie angeblich dick machen. Ein Pfund Keks enthält im ganzen 63,5 Gramm Fett[1] und folglich nur 3½ Gramm über das zulässige Quantum hinaus, abgesehen davon, daß ein Mensch kaum imstande ist, täglich pfundweise Kekse zu sich zu nehmen.

Wir würden also jedem Menschen, der unbedingt abnehmen will, als erstes empfehlen, das Fleischessen einzustellen — und außerdem Yoga=Übungen zu machen. Sollte die=

[1] Entnommen den Tabellen des „Bureau of Human Nutrition & Home Economics", Department of Agriculture, USA.

ser Vorschlag nach Ablauf eines Jahres nicht zum ge=
wünschten Erfolg geführt haben, so sind wir gern bereit,
die Yoga=Lehre aufzugeben und uns zum Gegenteil zu
bekehren.

5) Die Kobra (Brujangasana I)

Dem Kniekuß folgt immer eine scheinbar entgegenge=
setzte Beugung des Körpers — nach hinten; sie wird in einer
ganzen Reihe von Übungen durchgeführt, die alle dieser
Kobra=Stellung entspringen. An sich ist diese Beugung
nach hinten auf demselben Grundprinzip *Kopf=Hals=Rük=*
ken=Gerade aufgebaut, ja man kann sogar dieses Prinzip
als *Kobra=Prinzip* bezeichnen, da es hier besonders ausge=
sprochen zur Geltung kommt. Man kann überhaupt — wie
wir weiter unten sehen werden — von diesem Kobra=Prin=
zip als von dem Hauptmerkmal aller Yoga=Körperstellun=
gen sprechen. Fehlt dieses Merkmal bei irgendeiner Stel=
lung gänzlich, so ist sie keine Yoga=Übung mehr und gehört
eher zur Gymnastik. Man muß deshalb in *jeder* Yoga=Kör=
perstellung bemüht sein, dieses Kobra=Prinzip, soweit tun=
lich, zur Geltung zu bringen. Um die Kobra=Stellung auszu=
führen, legen Sie sich auf den Bauch. Wir warnen alle Frauen
und Mädchen bei dieser Gelegenheit davor, sich mit ihrem
ganzen Körpergewicht auf den Busen zu legen — sie können
sich entweder auf die Rippen oder auf die Ellbogen stützen.
Die letztere Art empfehlen wir überhaupt allen Übenden als
Übergang zu dieser mit dem Kniekuß verglichen umgekehr=
ten Körperlage — Oberkörper und Kopf werden soweit hoch=
gehoben, bis die Ellbogen (als Stütze) aufliegen bleiben.
Man verharrt einige Sekunden in dieser Stellung, und nun
ist der Körper auf die Kobra=Reihe vorbereitet. Dies macht
sich durch einen leichten Druck im Steißbein bemerkbar.
Nun können Sie also die „Kobra"=Übung machen:

Sie legen sich flach auf den Bauch, die Beine gestreckt,
die Füße bleiben zusammen und die Fußflächen zeigen
nach oben. Die Arme sind angewinkelt, d. h. die Handflächen liegen neben den Schultern, die Ellbogen nahe am
Körper. Bevor die Übung beginnt, ruht die Stirn am Boden.

Langsam heben Sie den Kopf hoch, soweit es geht, dann folgt eine ähnliche Hebung des Oberkörpers, ebenfalls soweit wie möglich. Auf zweierlei müssen Sie dabei achten: erstens daß der Unterleib liegen bleibt, und zweitens daß die Ellbogen nicht durchgedrückt werden, denn sobald man die Arme ausstreckt, geht die Spannung aus dem Rücken in die Arme über, und die ganze Übung verliert ihre spezifische Wirkung. Auch der Kopf darf nicht gesenkt werden, vielmehr soll man bei dieser Bewegung

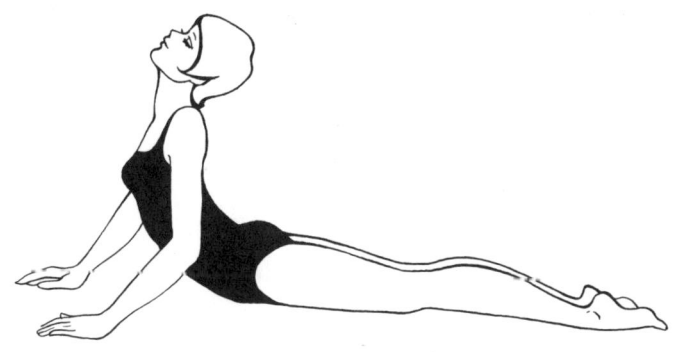

Abb. 10 Die Kobra (Brujangasana I)

möglichst weit nach hinten schauen. Am besten merken Sie sich einen Punkt an der Zimmerdecke, bis zu dem Sie beim ersten Versuch schauen können; bei jedem folgenden Versuch sind Sie imstande, immer weiter und weiter nach hinten zu schauen. Die äußerste Grenze ist erreicht, wenn Sie den oberen Teil der Wand hinter Ihrem Rücken auf diese Weise zu erblicken vermögen. Junge Leute werden nach einigem Üben dabei die Fußspitzen auf den Kopf stellen können. Bleiben Sie nur einige Sekunden in dieser Kobra=Stellung — sonst könnten sich leicht die Rückenmuskeln verkrampfen und am nächsten Tag plötzliche und heftige Schmerzen im Rücken eintreten — lieber wiederholen Sie diese Bewegung vier= bis sechsmal hintereinander. Die Atmung bei der Kobra verläuft in folgender Weise: beim Hochheben des Oberkörpers einatmen, beim Heruntergehen ausatmen. Sollte einem dies jedoch Schwierigkeiten bereiten, atme man, wie es einem gerade leicht erscheint. Eines möge man sich allerdings ein für allemal merken: bei keiner dieser indischen Stellungen darf man während der Muskelanstrengung den Atem anhalten, weil das sofort den Pulsschlag beeinflußt und den Herzrhythmus stört, was man mit den Fingern an der Pulsschlagader selbst fühlen kann. Als Kontrolle gilt bei der Kobra die Feststellung (das Gefühl): die ganze Bewegung des Oberkörpers nach oben wird dadurch bewerkstelligt, daß der stets nach hinten gehaltene Kopf (als wäre er im Nacken angeklebt) auf den Nacken und der Unterleib nach unten drückt und dadurch den Oberkörper hochhebt, während dieser Druck beim Heruntersinken allmählich nachläßt. Die Dauer dieser Kobra=Übung: etwa eine Viertelminute hochheben, 5 bis 6 Sekunden obenbleiben und 9 bis 10 Sekunden Heruntersinken des Oberkörpers.

Die Wirkung dieser sehr wichtigen Körperstellung erstreckt sich auf den Rücken und den Unterleib.

Die Wirbelsäule wird flexibel, Bandscheiben, die sich verschoben haben, können bei regelmäßiger Ausführung der Stellung in ihre ursprüngliche Lage zurückgebracht werden. Die Rückenmuskeln werden gestärkt, das Rückenmark besser durchblutet. Die Folge ist, daß sie elastisch und gesund erhalten werden, da infolge der Beschleunigung der Blutzirkulation bei mehrmaliger Wiederholung diese Partie besser durchblutet wird. Ferner kommt diese stärkere Durchblutung den Unterleibsorganen (besonders der Frau) zugute und normalisiert ihre Funktionen, so daß viele Frauenleiden wie Ausbleiben den Menses, schmerzhafte Periode und weißer Fluß beseitigt werden. Nach Behauptung der indischen Ärzte soll eine ganze Reihe weiterer Erkrankungen der Gebärmutter und der Eierstöcke auf diese Weise geheilt werden können, höchstens die übermäßige Blutung (Menorrhagia) sträubt sich gegen eine solche Behandlung und läßt sich durch Autosuggestion in Verbindung mit der entsprechenden Atmung (s. Seite 78) besser und erfolgreicher bremsen.

Eine überaus wohltätige Wirkung auf Nieren und Nebennieren ist eine weitere Folge des regelmäßigen Übens der Kobra=Stellung. So wird vor allem die Unterfunktion der Nebennieren mit Folgeerscheinungen wie allgemeiner Hinfälligkeit, starkem Müdigkeitsgefühl (Adynamie) Appetitlosigkeit, ungenügender Magensaftbildung, Kreislaufschwäche, niedrigem Blutdruck und dgl. (Addisonsche Krankheit) dadurch wirksam beeinflußt und ausgeglichen. Auch die Unterfunktion der Eierstöcke und die dadurch verursachten Leiden (Amenorrhöe, d. h. Verminderung oder Ausbleiben der monatlichen Blutung, Störungen in der Bildung des Gelbkörperhormons und als Folge Unterbrechung der Schwangerschaft und Fehlgeburt) können, besonders im Zusammenhang mit einer ähnlichen Einwirkung auf die Hypophyse (siehe unter „Kopfstand"), erfolgreich bekämpft werden.

Zur Unterstützung der Kobra=Übung wird anschließend immer noch eine Reihe weiterer, ähnlich wirkender Körperstellungen geübt — zunächst die „Libelle".

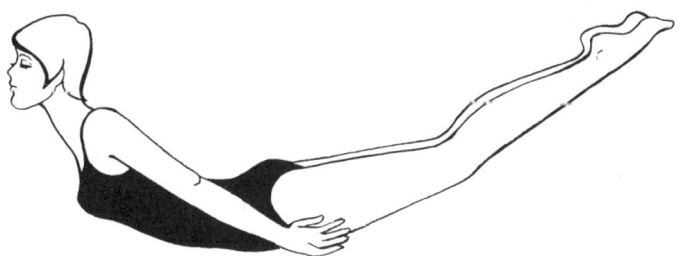

Abb. 11 Die Libelle (Salabhasana)

Sie liegen auf dem Bauch, Gesicht zum Boden, Arme seitlich am Körper, Handflächen nach oben, Kopf, Brust und die gestreckten Beine werden gleichzeitig so weit wie möglich gehoben — lediglich für einige Sekunden (nicht schaukeln!), daraufhin das „Schaukelpferd" (indisch: „der Bogen"): Man knickt in den Knien ein, so daß die Füße am Spann und dann an den Fesseln gefaßt werden können, daraufhin zieht man die Füße weg vom Körper; die Folge ist, daß der Körper sich biegt. Hebt man zum Schluß die Knie vom Boden, so wird diese Biegung noch verstärkt (Abb. 12), und nun kann man hin und her und rund (links) herum schaukeln. Außer der erwähnten günstigen Wirkung der Kobra kommt eine kräftige Bauch=

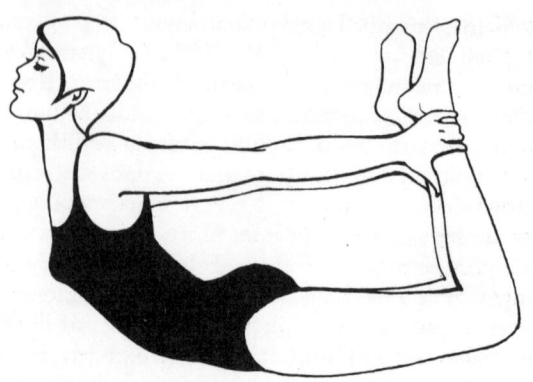

Abb. 12 Das Schaukelpferd (Dhanurasana)

massage hinzu, die nicht zu unterschätzen ist. Es gibt noch
zwei Varianten des Schaukelpferdes: die erste heißt „Kamel"
und besteht darin, daß man die Füße nicht parallel, sondern
über Kreuz hält und dabei nicht etwa die Füße weg vom
Körper zieht, sondern lediglich die Arme in den Ellbogen
einknickt und wieder ausstreckt. Die dadurch entstehende
Biegung der Rückenpartie erinnert an die Kobra, und diese
Übung wird daher als eine Art Vorbereitung vor der Kobra
ausgeführt. Die zweite Variante ist dasselbe Schaukelpferd,

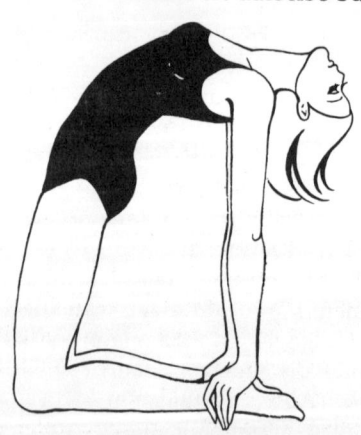

Abb. 13 Das Schaukelpferd (Dhanurasana) kniend

nur im Knie: Man kniet mit etwas breit und parallel zuein=
ander gestellten Unterschenkeln (die Füße gestreckt, Fuß-
fläche nach oben), beugt den Körper leicht nach hinten und
erfaßt die Fersen mit den Händen (Abb. 13). Nun schau-
kelt man nach vorn und hinten unter Beibehaltung der Biegung des Körpers, als wolle man auf den Bauch fallen. Für
viele Menschen ist diese Variation des Schaukelpferdes
leichter als das Schaukelpferd selbst, und sie begnügen
sich damit. Andernfalls kann diese zweite Variante
nach dem Schaukelpferd ausgeführt werden. Man muß
dabei darauf achten, daß die Hände die Fersen (und später die Fesseln) nicht loslassen und daß man bei jedem
Schaukelschwung immer weiter (tiefer) nach hinten sinkt,
bis man schließlich mit dem Kopf den Fußboden berührt.
Andererseits ist Vorsicht vor Übertreibungen geboten, da
man sonst leicht starke Schmerzen in den Oberschenkeln
bekommt. Dasselbe gilt auch für das gewöhnliche „Schaukel=
pferd"; es ist immer ratsam, jede Seite für sich zu üben und
erst dann beide Füße mit den Händen zu erfassen, wenn
dies kein unangenehmes Ziehen oder gar Schmerzen in den
Oberschenkeln verursacht.

6) Der Fersensitz „Diamantensitz" (Virasana)

Mit dieser Gruppe von Körperstellungen wird der nächste
wichtige Abschnitt des Körpers — Knie und Füße und inner=
lich Keimdrüsen und Ausscheidungsorgane — erfaßt.

Als erstes kommt das Sitzen auf den Fersen (Füße gestreckt), das von den Indern als „Diamantensitz" bezeichnet wird, und zwar wegen der Stabilität und Unbeweglich-
keit, die dabei verlangt und erst im Laufe der Übungen
wirklich erreicht werden. Der ganze Rumpf muß wiederum senkrecht gerade (nach dem Kopf-Hals-Rücken-Gera-
de-Prinzip) gehalten werden. Die Knie liegen nebeneinander, die Hände ruhen auf den Knien (Abb. 14). Da dieser
Sitz zu Anfang eine ziemlich starke Spannung in den
Knien und besonders in den Füßen verursacht, hilft man
sich, indem man die Knie weit auseinander hält. Diese Variante heißt „Frosch". Allmählich lassen sich die Knie immer weiter zusammen bringen. Eine andere Erleichterung,
die außerdem eine Brücke zur vorhergehenden Kobra-

Gruppe schlägt, ist der „Panther" (indische Bezeichnung: „halbe Schildkröte"): Man sitzt auf den Fersen im Frosch-Sitz und legt sich vornüber mit ausgestreckten Armen (Handflächen nach unten), und zwar so, daß erstens die Fersen das Gesäß berühren und zweitens die Brust bzw. der Bauch den Fußboden (Abb. 15). Dies ist jedoch die höchste Grenze der fertigen Übung und wird am Anfang kaum erreicht. Um einen Übergang zu diesem Ziel zu haben, machen wir zunächst eine Bewegung, die an das Recken und Strecken eines Panthers erinnert (daher der Name der Übung): ohne die Hände mit zu bewegen, verschieben wir den Rumpf — immer in dem Bestreben, die Brust am Boden streifen zu lassen — so weit nach vorn, daß der Unterleib aufliegen kann. In diesem Endstadium sieht die Übung vorn wie die Kobra (da die Brust und der Kopf hochgehoben werden) und hinten wie das Schaukelpferd

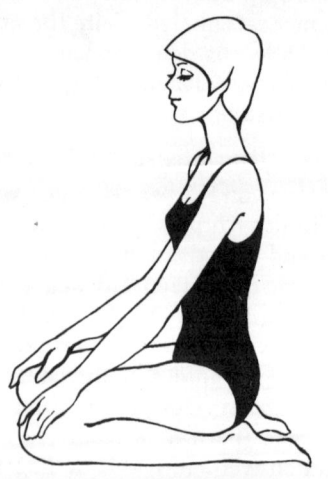

Abb. 14 Der Fersensitz (Virasana)

aus (weil die Füße während dieser Bewegung ebenfalls hochgehoben werden). Zurück geht man auf dieselbe Weise. Achten wir bei diesem Hin= und Herrutschen auf das Streifen der Brust am Boden. Ab und zu kontrollieren wir uns dadurch, daß wir die anfängliche Position (s. Abb. 15) ein=

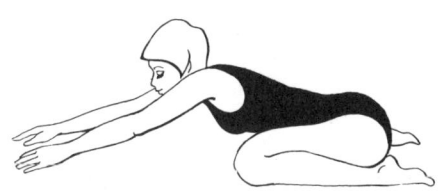

Abb. 15 Der Panther (Katzabasana)

nehmen; liegen dabei Brust oder Bauch schon auf dem Bo=
den, indem die Fersen das Gesäß berühren, so ist das Ziel
erreicht, und der Panther ist überflüssig geworden.

Wird der Fersensitz beherrscht, so kann die nächste Stufe,
der *Fersenschlaf* („Diamantenschlaf" auf indisch), in An=
griff genommen werden. Man läßt sich langsam und vor=
sichtig auf je einen Ellbogen nach hinten herab, dann auf
den Scheitel und schließlich auf die Schulterblätter. Zum
Schluß legt man die Arme über den Kopf (Hände an den
Ellbogen). Zunächst hält man die Knie auseinander (etwa
wie beim *Frosch*) und geht im Laufe der Übungen dazu
über, beide Knie immer mehr zusammenzuschließen. An=
fangs verursachen der Fersensitz und besonders der Fersen=
schlaf Schmerzen im Spann oder gar eine leichte Verkramp=
fung der Füße, aber mit der Zeit gewöhnt man sich daran —
der Spann wird kräftiger und spürt nichts mehr. Sollten
die Krämpfe jedoch nicht nachlassen, so ziehe man die große
Zehe einfach mit der Hand hoch (nach dem Spann zu), oder,
noch besser, man hilft sich mit einer Spezialübung für die
Zehen: Man streckt zunächst jedes Bein aus und versucht,
von der kleinen Zehe ausgehend, alle Zehen zu spreizen,
indem man erst die kleine Zehe und darauf alle anderen
nach außen (in Richtung der kleinen Zehe) zieht. Sollte dies

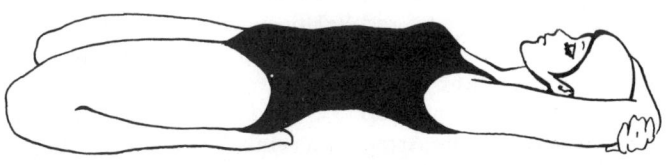

Abb. 16 Fersenschlaf (Supta Virasana)

nicht gleich gelingen, so stellt man sich nur vor, daß sich die Zehen bewegen ließen; diese Autosuggestion ruft nach zwei bis drei Tagen die tatsächliche Bewegung hervor. Ist die Fähigkeit erworben, alle Zehen zu spreizen — übrigens eine ausgezeichnete und dabei die einzige geeignete Übung, um dem Ballen vorzubeugen bzw. den schon vorhandenen Ballen zu korrigieren oder zu beseitigen (wenn Sie noch wach=sen) —, so biegt man vier Zehen des einen Fußes nach der Sohle ab; nur die große Zehe bleibt. Würde man auch die große Zehe abbiegen, etwa in der Weise, wie es die Spitzen=tänzerin macht, so würde sicherlich nach gewisser Zeit der Ballen entstehen! Jede Frau, jedes junge Mädchen sollte diese Zehenübung morgens nach dem Aufstehen und abends vor dem Schlafengehen einige Male durchführen, denn vor=beugen ist besser und viel leichter als heilen. Darüber hinaus ist dies ein bewährtes Mittel gegen Spreiz- und Senkfuß.

Kommen wir zurück zu unserem Fersenschlaf. Sollte Ihnen trotz aller Vorübungen und aller Vorsicht der Spann immer noch Schmerzen verursachen, so versuchen Sie, die Fersen so breit zu halten, daß Sie sich dazwischensetzen können. Für viele Menschen erscheint diese Stellung viel leichter und man kann sich dabei besser flach auf den Rücken legen.

Die Wirkung dieser Übungsgruppe ist sehr vielfältig. Der *Panther* verleiht eine ausgezeichnete Geschmeidigkeit des Rückgrats und dient, neben der Vorübung zum Kopf-stand (s. Seite 64) als das beste Mittel gegen etwaige Bandscheibenschäden. Außerdem verschafft er uns die Möglichkeit, eine schlechte Haltung zu beseitigen und hängende Schultern wieder zu heben. Da das gefürchtete hohle Kreuz meistens von schlechter Haltung herrührt, wird auch dieses Übel mit einemmal verschwinden, sobald der runde Rücken infolge regelmäßigen Übens wieder gerade wird. Zu diesem Zweck empfiehlt es sich, falls die Bewegung des Panthers nicht gelingen will, einfach wie die *Halbe Schildkröte* (s. unter Abb. 15) zu liegen, nur achte man darauf, daß man die Arme etwas einknickt und sich auf Ell-bogen und Kinn stützt, sonst bekommt man bald Schmer=zen in den Schultergelenken.

Die Wirkung des Fersensitzes zeigt sich vor allem in besserer Verdauung. Alle orientalischen Völker wie Tataren, Inder, Chinesen und Japaner nehmen beim Essen diesen Sitz ein. Man braucht nur eine Viertelstunde nach dem Essen so zu sitzen (man legt dabei anfangs eine Sofarolle unter den Spann), um die höchst wohltuende Wirkung dieser Stellung auf die Verdauung zu verspüren — und man wird erstaunt sein, wenn man feststellt, daß auch das vielen un= entbehrlich gewordene „Nachmittagsschläfchen" dadurch überflüssig wird. Ferner gilt der „Fersensitz" und in noch höherem Maße der Fersenschlaf als ein vortreffliches Mittel gegen Gicht, Knierheuma und Meniskus=Schäden (wenn man vorsichtig dazu übergeht). Auch gegen Ischias gibt es kein besseres und sichereres Mittel, als, so oft und so lange man kann, im Fersensitz zu bleiben.

Der Fersensitz ist weiter eine der besten Sitzstellungen für Atemübungen, Konzentration und Meditation. Nicht zuletzt übt er eine beruhigende Wirkung auf die Geschlechts= organe aus.

Was die Dauer dieser Sitzstellung anbelangt, so kann sie ob ihrer guten Eigenschaften nicht lange genug ausgedehnt werden. Eine Viertel= bis eine halbe Stunde ist jedenfalls notwendig für die Atem= und Konzentrationsübungen.

7) Der König der Fische (Ardha Matsyendrasana)

Eine überaus wichtige, in keiner Gymnastik geübte Stel= lung ergibt sich aus der Drehung des Oberkörpers um die eigene Achse. Man legt sich ausgestreckt auf den Rücken mit über Kreuz gehaltenen Unterschenkeln. Nun faßt man den Spann des unten liegenden Fußes mit der anderen Hand und drückt das oben liegende Knie auf den Boden, wiederum mit der entgegengesetzten Hand. Man versuche, die beiden Schulterblätter aufzulegen. Dies ist jedoch am Anfang kaum möglich und soll nach und nach erreicht werden.

Die Stellung auf beiden Seiten üben! Dies ist eine Vor= übung — die eigentliche Übung wird im Sitzen gemacht (Abb. 17). Das Wichtigste dabei ist zunächst, die Schultern in eine Linie mit dem hochgestellten Bein zu bringen; zu diesem Zweck kann man anfangs das obere Knie mit dem Ellbogen festhalten. Sitzend das linke Bein hochstellen und den linken Fuß an die Außenseite des rechten Knies setzen (das rechte Bein ist angewinkelt, die Ferse liegt unter dem Gesäß). Mit der rechten Hand (Arm gestreckt ge-

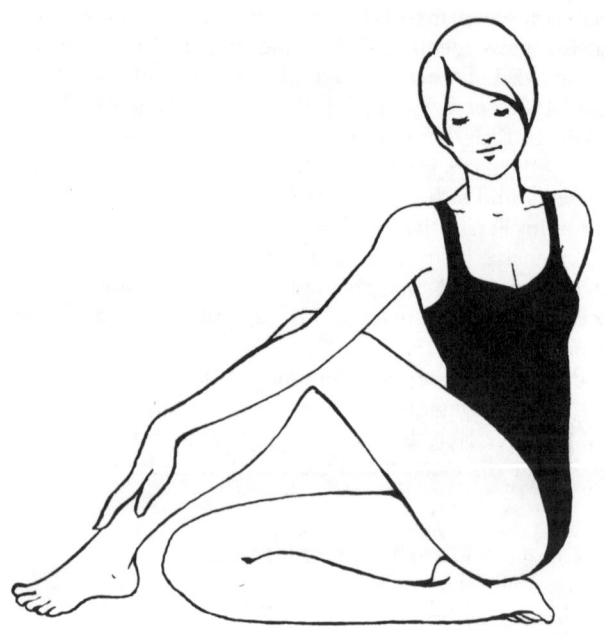

Abb. 17 Der König der Fische (Ardha Matsyendrasana)

gen das linke Bein gestützt) den linken Fuß umfassen. Die andere Hand (links) wird hinter dem Rücken in die rechte Leistenbeuge gelegt. Wichtig ist, daß das Knie (rechts) auf dem Boden liegt, der linke Fuß flach aufliegt und parallel zu dem Bein steht, das dem Körper anliegt. Der Oberkörper sollte möglichst aufgerichtet sein, die Schulterlinie parallel zum Boden verlaufen. Später hält man den Ellbogen gestreckt über dem Knie und legt die Fingerspitzen unter den Spann, die andere Hand hinter den Rücken auf die entgegengesetzte Leistenbeuge. Oder man kann die eine Hand unter dem Knie hindurchschieben, die am Rükken liegende Hand umfassen (Abb. 18), und sich daraufhin noch möglichst weit nach der anderen Seite drehen.

Die Wirkung dieser eigenartigen Stellungen ergibt sich aus der Dehnung der einen Körperseite bei gleichzeitiger Zusammendrückung der anderen, wodurch bald die Leber, Gallenblase und eine Niere, bald der Magen, Milz und die

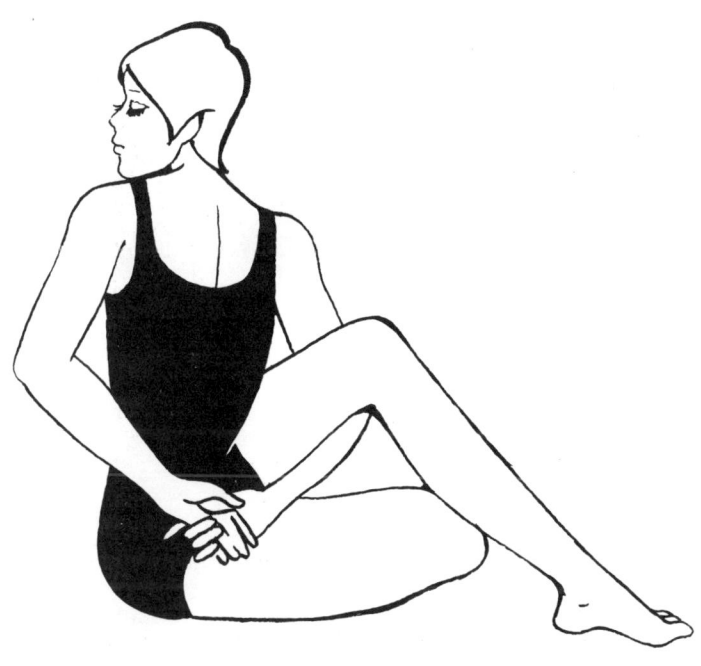

Abb. 18 Der König der Fische (zweite Variante)

andere Niere eine wechselnde Durchblutung erfahren. Diese Übung kann bis zu einer Minute auf jeder Seite eingehalten werden.

8) Das Dreieck (Utthita Trikonasana)

Nun bleibt noch eine weitere Dehnung der Körperseiten — diesmal aber nach oben. Wir stehen mit einem Meter breit gehaltenen Beinen und mit waagerecht ausgestreckten Armen, den Kopf nach hinten gelegt, wie in der Übung der *fressenden Giraffe*, nur bücken wir uns diesmal nicht nach vorn, sondern nach einer Seite, und zwar so weit, bis wir

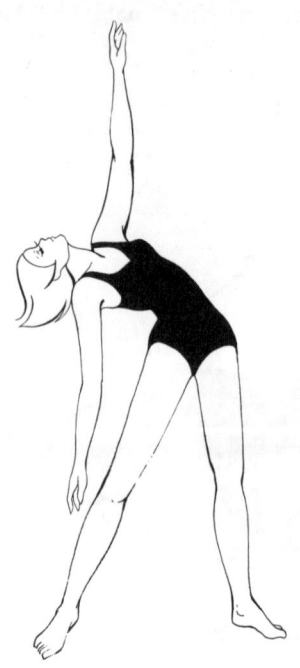

Abb. 19 Das Dreieck (Utthita Trikonasana)

mit den Fingerspitzen die Zehen erreichen. Zu diesem Zweck müssen wir den Fuß etwas nach außen drehen. Es ist nicht zu erwarten, daß die Finger bereits beim ersten Versuch den Fuß berühren, vielleicht reichen sie nur bis zur Wade; bei wiederholtem Üben kommt man jedoch ohne besondere Mühe dem Ziel immer näher. — Danach bringen wir auch den anderen Arm in die waagerechte Lage über dem Kopf. Als Kontrolle gelten zwei Dinge: erstens muß man auf die Innenfläche der waagerecht gehaltenen Hand schauen können; wenn die Kopflage von Anfang an richtig war (weit nach hinten), so ergibt sich das von selbst. Zweitens soll die gedehnte Körperseite nicht etwa abgerundet, sondern *eckig* erscheinen, und zwar bildet sich diese Ecke oberhalb des Hüftgelenkes.

Das Dreieck ist, abgesehen von der erwähnten Dehnung der Körperseiten, ein wertvolles Mittel gegen Rückgratver=krümmung (Skoliose), die viel häufiger vorkommt, als ge=wöhnlich angenommen wird. Bei Verkrümmung der unteren Partie hilft schon die halbe Stellung (ohne waagerechte Hal=tung des erhobenen Armes), sonst kann auch, außer der ganzen Übung in komplizierteren Fällen, mit Vorteil der *König der Fische* angewendet werden.

Zum Schluß erklären wir noch eine Körperstellung, die wichtigste von allen, die, sobald man sie beherrscht, am *Anfang* der ganzen Reihe geübt werden soll.

9) Der Kopfstand (Salamba Sirsasana I)

Zunächst muß eine Vorübung gemacht werden. Wir lassen uns auf Knie und Ellbogen nieder und machen ein paarmal abwechselnd Buckel — hohles Kreuz, Buckel — hohles Kreuz usw. Wir merken uns dabei das Körpergefühl, das bei dem stark durchgedrückten Kreuz entsteht — dieses Gefühl wird uns beim Kopfstand gute Dienste leisten.

Nun versuchen wir die erste Position: Von der Vorübung ausgehend, falten wir die Hände und legen die Ellbogen in rechtem Winkel zueinander, die Stirn legen wir unter die kleinen Finger auf die Decke und halten den Kopf seitlich mit den Händen. Dann machen wir mit den Füßen ein paar Schritte (Knie ganz locker halten!), bis die Knie den Brust= korb berühren — die Ellbogen müssen dabei am Boden blei= ben. Wir versuchen den Körper so weit nach vorn zu kippen,

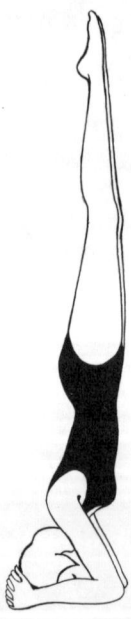

Abb. 20 Der Kopfstand (Salamba Sirsasana I)

wie es gerade notwendig ist, um die Füße frei zu bekommen. Steht der Körper „auf der Kippe", so stellt sich von selbst das Gefühl ein, daß man die Füße hochheben kann, ohne das Gleichgewicht zu verlieren. Um dies noch zu verstärken, stellen wir uns vor, wir wollten die Vorübung machen: durch das Einziehen des Kreuzes entsteht dann das Gleichgewicht ohne weiteres Dazutun, und das einzige, was wir noch brauchen, ist, so lange wie möglich in dieser Gleich= gewichtshaltung zu bleiben und sie ohne Mühe zu beherr= schen. Ist diese erste Stufe erreicht, so hat man praktisch den ganzen Kopfstand schon bewältigt, denn die weitere Entwicklung ist nichts anderes als ein Aufrichten des Kör= pers (durch noch stärkeres Einziehen des Kreuzes) und Heben der Knie (die Füße bleiben dicht am Körper!), so weit das Gleichgewichtsgefühl es noch gestattet; dann werden die Beine vorsichtig ausgestreckt und — wir stehen auf dem Kopf! Also: zunächst die Füße hochheben, dann Knie, dann wieder Füße — nicht anders. Zurück geht man am sichersten mit einem Bein, das andere hält man als Ausgleich hoch — zumindest am Anfang —, sonst könnte man beim Auf= schlagen der beiden Füße die Zehen verletzen.

Sollte diese Technik nicht zum gewünschten Erfolg füh= ren, so probiere man statt dessen in einer Zimmerecke. Der Kopf berührt eine Kopflänge von der Ecke entfernt den Boden, die Unterarme liegen quer vor der Ecke. Nun gibt man sich einen „Schubs", und schon ist das Gesäß in der Ecke „gebettet", und man kann weder nach der Seite noch nach hinten umfallen. Man braucht lediglich die Beine aus= zustrecken, und der Kopfstand ist fertig. Zurück geht man wieder mit einem Bein, das andere drückt man fest gegen die Ecke, bis man mit dem einen Fuß den Boden erreicht — dann strebt auch der andere Fuß herunter. Nach einigem Üben bekommt man das innere Gefühl für den Kopfstand, und die Ecke ist nicht mehr notwendig.

Die Dauer der Übung ist am Anfang einige Sekunden; jede Woche gibt man einige Sekunden zu, bis man bei etwa 10 Minuten haltmacht, da nur bei dieser Dauer sich die richtige Technik ergibt, bei der keine Schmerzen, kein Unbe= hagen, kein „Einschlafen" der Arme oder dergleichen über= sehen werden können. Hat man diesen Test bestanden, so

verringert man die Dauer allmählich wieder bis auf 5 Minu=
ten täglich. Bei dieser Zeitspanne soll man dann ständig
bleiben. Noch etwas muß man dabei beachten: entsteht bei
einem Kopfstand (von etwa 8 Minuten Dauer und mehr)
ein Hungergefühl, so soll man es sofort nach Beendigung
der Übung mit einer Tasse Milch, mit einem Apfel o. ä.
stillen. Sonst aber darf man *vor* dem Kopfstand ebenso wie
vor allen anderen Körperstellungen mindestens zwei Stun=
den *nichts essen.*

Die Wirkung des auf den ersten Blick so prosaisch an=
mutenden Kopfstandes ergibt sich aus der stärkeren Durch=
blutung des Gehirns, der Organe des Kopfes wie Augen,
Ohren usw., der Hypophyse und indirekt aus der wesentlichen Entlastung des Herzens. Zunächst müssen wir uns
vergegenwärtigen, daß der Mensch als Zweifüßler eine
wesentlich andere Herztätigkeit hat als die höheren
Tiere. Eine mißliche Folgeerscheinung des aufrechten
Ganges ist die unvollständige Durchblutung des Oberkörpers und in erster Linie der Kopforgane. Infolgedessen
leidet der Mensch als *homo sapiens*, als ein Kind der
Zivilisation, unter ständiger oder leicht eintretender Ermü=
dung dieser Organe, die im Laufe der Jahrzehnte seines
Lebens allmählich versagen. Bei einem Vierfüßler versorgt
das Herz beide vorderen und hinteren Extremitäten gleich=
mäßig, weil diese Körperteile mehr oder weniger waage=
recht bleiben, beim Menschen dagegen muß das Herz eine
enorme Pumparbeit, immerhin den Transport von 18 Ton=
nen Blut in 24 Stunden, gegen die Schwerkraft leisten. Diese ungeheure Arbeitsleistung unseres Herzens erlahmt nie,
nicht einmal für einen Augenblick — Tag und Nacht, sech-
zig, siebzig, achtzig Jahre hindurch ohne eine einzige Ruhe-
pause. Aus dieser Überlegung allein erhellt die für die
Schonung unseres Herzens so überaus wichtige Möglichkeit, die uns der Kopfstand bietet. Nicht umsonst verschreiben die indischen Ärzte bei Herzschwäche mit
Schwellungen der Füße gerade den Kopfstand, denn nach
wenigen Übungen verschwinden die Schwellungen, da das
Herz wesentlich entlastet wird.

Wie berichtet wird, führen diese Übungen weiterhin zur

Besserung des Sehvermögens, des Gehörs und des Gedächt=
nisses, sowie zum Verschwinden chronischer Migräne, stän=
diger Kopfschmerzen und zahlreicher anderer Erkrankungen
der Kopforgane.

Die bedeutsamste aller Wirkungen ist aber eine durch
bessere Durchblutung hervorgerufene Beeinflussung und
Anregung der Hypophyse. Da die Hypophyse als die wich=
tigste aller innersekretorischen Drüsen angesehen wird, in=
sofern sie mittels verschiedener Hormone die Tätigkeit al=
ler anderen Drüsen steuert und darüber hinaus durch die
Nervenbahnen mit den Zentren des Zwischenhirns ver=
bunden ist, kommt der Einwirkung auf die Hypophyse,
ihrer Regulierung und Gesunderhaltung eine so weittra=
gende Bedeutung zu; denn alle übrigen Funktionen des
Organismus werden auf diese Weise mit erfaßt und ge=
regelt. So erweist sich eine scheinbar etwas wunderliche
Betätigung als machtvoller Gesundheitsfaktor für den ge=
samten Organismus. Nun verstehen wir, warum die indi=
schen Weisen, denen diese physiologischen Vorgänge und
Zusammenhänge zweifellos genau bekannt waren, den
Kopfstand als eine Art Allheilmittel gegen sämtliche Krank=
heiten und somit als die „Krone aller Körperübungen" be=
zeichnet und so fleißig geübt haben.

Soviel über diese wichtigste aller Körperstellungen (Asana)
im Yoga, die am besten erst nach allen anderen in Angriff
genommen, jedoch wenn beherrscht, stets als *erste* von
allen Übungen nach der *Entspannungslage* gemacht wird.

Lediglich die *Entspannung* („Totenstellung"), Abb. 3,
wird, ähnlich wie am Anfang der ganzen Übungsreihe,
immer zum Abschluß nochmals für etwa eine Minute ein=
genommen, um den Übergang zur normalen Körperbetäti=
gung herzustellen.

Wir haben bis jetzt solche Körperstellungen besprochen, die in erster Linie der Gesundung und Gesunderhaltung des Körpers und jedes einzelnen seiner Teile, jedes Organs usw. dienen. Nach der Yoga=Lehre genügen diese Körperstellun= gen im großen und ganzen, um den Körper unter normalen Verhältnissen vor *allen* Krankheiten zu bewahren. Was ist aber in dieser Beziehung normal? Sind unsere Lebensver= hältnisse im Zeichen der Zivilisation normal, können sie es überhaupt sein?

Wir glauben das nicht. Die einzige „Norm", die als all= gemein verbindlich gilt, kann nur das Ebenbild Gottes sein: das kosmische Urbild, demzufolge der „andere Mensch", dieser „Herr vom Himmel", wie ihn der Apostel Paulus nennt, eine göttliche *Harmonie* zwischen Körper, Seele und Geist und nicht nur zwischen Körper und Natur allein, wie sie die Tiere ihr eigen nennen, zum Ausdruck bringen soll. Und wenn die in physischer Harmonie mit den Naturgesetzen lebenden Tiere nie erkranken, solange diese Harmonie nicht gestört wird, so muß der Mensch, der in dieser dreifachen Harmonie wirklich lebt, seinerseits die physische Harmonie der wilden Natur weit übertreffen. Es folgt daraus, daß zweifellos auch der Mensch der Gegenwart in seinen kom= plizierten Lebensverhältnissen, also nicht unbedingt bei einem tarzanähnlichen Dschungeldasein, die Fähigkeit hat, die absolute Gesundheit (d. i. die Harmonie mit den Ge= setzen) des Körpers, der Seele und des Geistes zu bewahren oder zu erringen und den „Unfug des Sterbens" im phy= sischen, seelischen und geistigen Sinne abzuschaffen.

Dazu kann jedoch eine physische Disziplin allein — und sei sie noch so vollkommen — ohne seelische und geistige Disziplin kaum verhelfen. Aus diesem Grunde soll die Be= hauptung der Yogis, Yoga sei ein Allheilmittel, nur im Sinne des vollständigen Erfassens des *ganzen* Menschen durch Yoga („Yoga" heißt u. a. „das Passen zueinander", „Ange= messenheit" = Harmonie) verstanden und verwirklicht wer= den. Es ergibt sich daher die Notwendigkeit, außer der rein physischen Harmonie des Körpers, dem Gleichgewicht, wie es auf ideale Weise in den Yoga=Körperstellungen erreicht

wird, ein ähnliches Gleichgewicht im seelischen und schließ=
lich im geistigen Bereich herbeizuführen. Zu diesem Zweck
müssen wir uns noch weiterer Yoga=Mittel bedienen. Das
erste, was uns diesem Ziel näherbringt, ist der *Sitz*, die
Sitzstellung, die nicht nur als eine Brücke vom Physischen
zum Seelischen dient, sondern unmittelbar zu den seelischen
Vorgängen, richtiger gesagt, den *feinstofflichen* Vorgängen
hinleitet. Dies wird uns aus dem Nachstehenden klar.

Wir wollen zunächst eine Probe machen. Wir setzen uns
auf einen Stuhl, Kopf, Hals und Rücken gerade haltend,
wobei wir uns anlehnen können, ohne diese gerade Haltung
aufzugeben. (Um dies zu erreichen, drücken wir nicht nur
den Rücken, sondern auch das Gesäß fest an die Rücken=
lehne). Nun entspannen wir uns soweit möglich, und indem
wir die Knie und Füße etwas auseinanderhalten und die
Hände auf die Knie legen (mit den Handflächen nach oben),
konzentrieren wir uns für einige Sekunden auf das körper=
liche Gefühl, das diese Stellung hervorruft. Danach legen
wir die Hände in den Schoß und stellen die Füße neben=
einander oder über Kreuz — dann wieder wie vorher —
wieder zusammen usw., einige Male hintereinander. Wir
werden zugeben müssen, daß wir jedesmal, wenn die Hände
zusammengefaltet im Schoß und die Füße übereinander=
liegen, ein deutlich wahrnehmbares Gefühl einer gewissen
geballten Kraft im Körper verspüren, das einem ebenso
deutlichen Gefühl der leichten Kräfteabgabe weicht, sobald
wir Arme und Beine auseinanderhalten. Was bedeutet das?
Bevor wir uns über dieses merkwürdige Phänomen klar=
zuwerden versuchen, erinnern wir uns, daß wir auch sonst
im Leben die Hände mit Vorliebe im Schoß falten oder in
die Tasche stecken, anstatt sie längere Zeit tatenlos herab=
hängen zu lassen.

Noch eine Probe, die zu denken gibt. Halten Sie Ihre
Hände ein paar Sekunden in kaltes Wasser, und nachdem
Sie sie abgetrocknet haben, führen Sie Ihre Handflächen vor
Ihrem Gesicht, etwa einen Zentimeter von ihm entfernt,
einige Male hin und her, ohne es zu berühren. Sie werden
eine sehr deutliche Wärme, als eine Art Ausstrahlung wahr=
nehmen. Wieso ist das möglich? Ihre Hände sind doch
kälter als Ihre Gesichtshaut, wie Sie durch Berührung

des Gesichts mit den Handflächen sofort feststellen können. Ist es vielleicht eine Ausstrahlung der Wärme Ihres Gesichts, die von den Handflächen reflektiert wird? Aber die Zeitung, die Sie auf die gleiche Weise vor Ihrem Gesicht bewegen, strahlt keine Wärme aus! Es ist also nicht die körperliche Wärme Ihres Gesichts oder Ihrer Hände, die ja kalt sind, sondern — eben eine *andere* Ausstrahlung, die Sie als Wärme empfinden, die jedoch keine physische Wärme ist.

Um dies zu verdeutlichen, machen wir noch eine Probe, die letzte. Wir besorgen uns zwei Blumentöpfe gleicher Größe, mit gleichen Stubenpflanzen, sagen wir, zwei Odeantum=Pflänzchen (eine der vielen Farnkraut=Arten, die in jedem Blumengeschäft zu kaufen sind) ebenfalls gleicher Größe. Wir begießen und pflegen sie eine wie die andere und halten die beiden Pflanzen in jeder Beziehung unter gleichen Verhältnissen — nur mit einem einzigen Unterschied: die eine Pflanze unterziehen wir einer bestimmten Prozedur, indem wir sie morgens und abends je fünf Minuten lang „behandeln", die andere jedoch lassen wir unbeachtet.

Diese „Behandlung" besteht in folgendem: wir stellen uns vor, daß wir die Pflanze liebkosen und von den Wurzeln bis zu den äußersten Blattspitzen liebevoll streicheln — stets von unten nach oben, jedoch ohne Berührung.

Nach wenigen Tagen erleben wir ein Wunder: wir stellen fest, daß die von uns „behandelte" Pflanze zusehends besser gedeiht als die andere, nicht behandelte und in etwa einem Monat dreimal so hoch wächst. Stellen wir dieses Experiment mit anderen Pflanzen oder Blumen an, so erhalten wir immer dasselbe Resultat. Hagebutten blühen in derselben Zeit dreimal so oft, wenn man sie auf diese Weise behandelt, und Arum verdoppelt die Größe und Zahl seiner Blätter; seine seltene Blüte zeigt sich doppelt so oft.

Wodurch ist dies zu erklären? Daß es keine Ausstrahlung der körperlichen Wärme ist, wissen wir bereits. Es muß sich also um eine andere Ausstrahlung handeln. Die Alten kannten sie unter dem Namen „Od" (v. Reichenbach) oder „Tierischer Magnetismus" (Mesmer), und die Yogis nennen sie *Lebensenergie* (prana).

Nach dieser Lehre wird die kosmische Lebensenergie von

der linken Körperseite aller Lebewesen eingesaugt und durch die rechte Seite wieder ausgeschieden. So vollzieht sich der feinstoffliche Atmungsvorgang in jedem lebenden Organismus.

Nach dieser Beschreibung kommen wir zurück zu unseren Sitzstellungen. Was für eine Bewandtnis hat es mit dem Yoga=Sitz, und inwiefern hängt er mit den oben dargelegten Tatsachen zusammen?

Zunächst müssen wir auseinandersetzen, warum man bei allen Atem= und Konzentrationsübungen *niemals* liegen, sondern stets sitzen soll. Abgesehen von der einfachen praktischen Erfahrung, daß es im allgemeinen weit schwieriger, mitunter geradezu unausführbar erscheint, die an sich leichten Atem= bzw. Konzentrationsübungen im Liegen vorzunehmen, gibt es noch weitere triftige Gründe: da erstens die oben geschilderte Ausstrahlung des Körpers, die durch Spezialatmung und geistige Übungen der Konzentration und Meditation erheblich verstärkt wird, mit der ähnlichen, senkrecht gerichteten kosmischen Ausstrahlung der Erd= oberfläche übereinstimmen soll, erscheint die Sitzstellung für diesen Zweck geeignet, während bei der waagrechten Lage die Übereinstimmung fehlt. Zweitens entsteht bei diesen Übungen im Körper des Yogis eine Art *psychische Wärme,* die sich allmählich sogar zu einer starken Hitze verdichtet und das ganze Rückenmark hochsteigt. Da diese psychische Wärme (von den tibetschen Mönchen *„Tummo",* von den indischen Yogis die „mystische *Kundalini=Schlange"* genannt), wie auch jede physische Wärme, *senkrecht* hoch= steigt, erfaßt sie allmählich, eins nach dem anderen, alle psychischen Zentren (auch „Lotosblumen" genannt) des feinstofflichen Leibes und bringt sie zur Entfaltung (zum „Erblühen"). Die Übungen verfehlen jedoch diese Wirkung, wenn der Körper ausgestreckt liegt.

Wir sollen also bei allen Atemübungen und besonders bei Konzentration und Meditation *senkrecht sitzen bleiben.* Hier erkennen wir unser Grundprinzip der „Kopf=Hals= Rücken=Geraden" wieder, das nicht zuletzt auch solchen Erwägungen entsprungen sein dürfte. Da nun die Ausstrah= lung der *rechten* Körperseite — wir nennen sie *positive* magnetische Strömung — mit der Ausstrahlung der *linken*

Körperseite, der *negativen* Strömung, ein Spannungsfeld bildet, so muß zunächst, nach dem uns bereits bekannten Gesetz der Harmonie zwischen Anspannung und Entspannung, die Erhöhung der Spannung dieser beiden Strömungen (die Erhöhung des „magnetischen Potentials") erzielt werden, worauf dann die Neutralisierung der beiden Pole zur Entspannung oder Harmonie führt. Wie wird dies erreicht? Wenn wir unsere erlernten Yoga=Stellungen von diesem Standpunkt aus betrachten, finden wir, daß — da der Kopf magnetisch=positiv und die Füße magnetisch=negativ sind und der Mensch im Laufe des ganzen Tages den Kopf oben und die Füße unten hat — das magnetische Potential der Füße sich normalerweise erhöht, während beim Kopf= stand oder der Kerze die umgekehrte Stellung eingenommen, d. h. der positive Pol (Kopf) mit dem negativen (Erde) verbunden wird, wodurch die Neutralisierung (Entspannung) zustande kommt. Ferner wirkt die Verbindung der Hände mit den Füßen *derselben* Seite immer anspannend, z. B. im *Fersensitz* mit auseinandergehaltenen Knien (die Hand auf dem Knie derselben Seite!), während derselbe *Fersensitz* der höchsten Stufe (Knie und Oberschenkel zusammen) die Ströme neutralisiert und entspannend wirkt und so die heilende Wirkung (in diesem Fall z. B. gegen Ischias) wesentlich verstärkt wird. Ähnlich entspannend wirkt der *König der Fische*, während das *Dreieck* wiederum anspannend wirkt, da die Ströme durch Berührung der Körperteile derselben Körperseite verstärkt werden. Wenn nun aber dem Dreieck die *Mondsichel* folgt (man steht aufrecht, Beine und Füße fest zusammen, Arme ausgestreckt nach oben, Handflächen über Kreuz aneinandergedrückt, wobei man sich zunächst leicht nach den Seiten beugt und schließlich den Oberkörper rotieren läßt), so wird auch hier durch Neutralisierung der magnetischen Ströme die volle Entspannung erzielt.

Soweit die Stromwirkung bei einzelnen Yoga=Stellungen.

Was nun die *Sitzstellungen* anbelangt, so ergibt sich aus dieser Wechselwirkung die Notwendigkeit, vor allen Dingen die Beine stets *über Kreuz* zu halten. Wir verstehen jetzt auch, warum alle indischen Sitzstellungen praktisch nur Abwandlungen eines Sitzes mit unter= bzw. übergeschlage=

nen Beinen sind — eben wegen der Zusammenschaltung der Ströme durch Verbindung der Arme und Beine miteinander. Da jede Krankheit nicht zuletzt auf das gestörte Gleich= gewicht (bzw. unvollständige Neutralisierung) dieser fein= magnetischen Ströme zurückgeführt wird — man vergleiche damit auch die altchinesische Lehre vom „Yang" (männl. Prinzip) und „Yin" (weibl. Prinzip) und die damit verbun= dene, im Westen neuerdings so bekannt gewordene *Aku= punktur* —, soll umgekehrt die vollständige Neutralisierung dieser Ströme die Heilung jeder Krankheit bewirken können. Nicht zuletzt dürfte die Heilwirkung der Yoga=Stellungen, besonders in Verbindung mit entsprechenden Atem= und Konzentrationsübungen auch darauf zurückzuführen sein.

Ehe wir uns einen passenden und bequemen Sitz für weitere Übungen wählen, machen wir zunächst wieder eine kleine Probe. Wir sitzen mit über Kreuz gehaltenen Beinen (Unterschenkeln) und legen eine Hand auf jedes Knie (der= selben Seite). Nach einigen Sekunden stellen wir fest, daß in uns ein leises Verlangen nach längerem Einatmen entsteht; falten wir jedoch die Hände oder legen wir sie auf das entgegengesetzte Knie, so regt sich der Wunsch nach län= gerem Ausatmen. Umgekehrt, wenn wir zuerst die Hände falten und in den Schoß legen und ganz ruhig atmen, so entsteht im Körper wiederum ein Verlangen nach tieferem Einatmen, sobald wir die Hände auf die Knie (derselben Seite) legen.

Was besagt das? Daß die Stellung der Hände auch die Atmung bis zu einem gewissen Grad beeinflußt. Da aber die verlängerte *Einatmung* die ständige Begleiterscheinung der *Konzentration*, ebenso wie die verlängerte *Ausatmung* diejenige der *Meditation* ist, ergibt sich daraus die überaus wichtige Möglichkeit, durch die Haltung der Hände die geistigen Vorgänge zu beeinflussen und zu regeln. Dies sind also die Aufgaben der Sitzstellung:

1) Sie soll die magnetischen Ströme des Körpers schlie= ßen — dazu dient die Haltung der einander berührenden Beine.

2) Sie soll je nach der Notwendigkeit der Konzentration oder Meditation diese Ströme verstärken bzw. neutralisieren — dazu dient die Händehaltung.

Welche Sitzstellung wählen wir nun? Es gibt eine ganze Reihe von Sitzstellungen, die jedoch fast alle ziemlich schwierig sind und deshalb für den Zweck der Einführung in die praktische Yoga=Lehre ungeeignet erscheinen. Als die beste aller Sitzstellungen gilt der *Lotossitz*, bei dem der rechte Fuß in der linken, der linke in der rechten Leisten=beuge liegt; die Fersen sollen dabei den Bauch berühren. Bei diesem Sitz werden nicht nur die magnetischen Ströme geschlossen, sondern außerdem die Beine praktisch ausge=schaltet, so daß der Körper nur als Rumpf und Arme emp=funden wird. Wenn nun noch die Arme, bei gefalteten Hän=den, fest an den Körper angelegt werden, sind auch diese ausgeschaltet, und es bleibt lediglich der Rumpf, vielmehr das Rückgrat allein als Werkzeug des Yogis in Tätigkeit — der übrige Körper wird nicht empfunden und stört folglich nicht bei weiteren Übungen, bei denen es vor allem auf innere Sammlung ankommt.

Da jedoch der Lotossitz besonders für Europäer sehr schwer zu beherrschen ist, empfehlen wir dem Leser eine der leichteren Sitzstellungen, die alle Vorstufen zum Lotos=sitz sind, nämlich Maitreya=Sitz, Yajnavalkya=Sitz (sprich: Jadschnawalkja) oder Freien Sitz.

1) Der Maitreya-Sitz

Es ist die übliche europäische Art des Sitzens auf einem Stuhl, allerdings mit zwei Unterschieden: erstens mit gerader Haltung von Kopf, Hals und Rücken, und zweitens mit über Kreuz gehaltenen Unterschenkeln, dies letztere zwecks Zusammenschaltung der magnetischen Ströme. Obwohl dieser der leichteste aller Sitze ist und von jedem Menschen beliebige Zeit lang eingenommen werden kann, hat er einen wesentlichen Nachteil: während einer tiefen Meditation, wenn man die Umgebung vergißt, läuft man dabei leicht Gefahr, das Gleichgewicht zu verlieren und nach vorn zu fallen. Für die Anfänge der Konzentration und für alle Atemübungen genügt er jedoch vollauf.

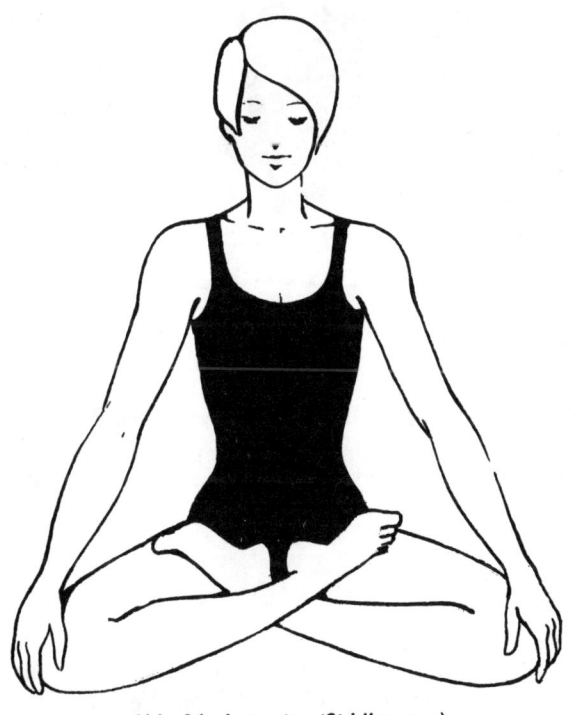

Abb. 21 Lotossitz (Siddhusana)

2) Der Yajnavalkya=Sitz

Dieser Sitz ergibt sich, wenn man auf einer *harten* Unter=
lage die Füße hintereinander und die Unterschenkel in einer

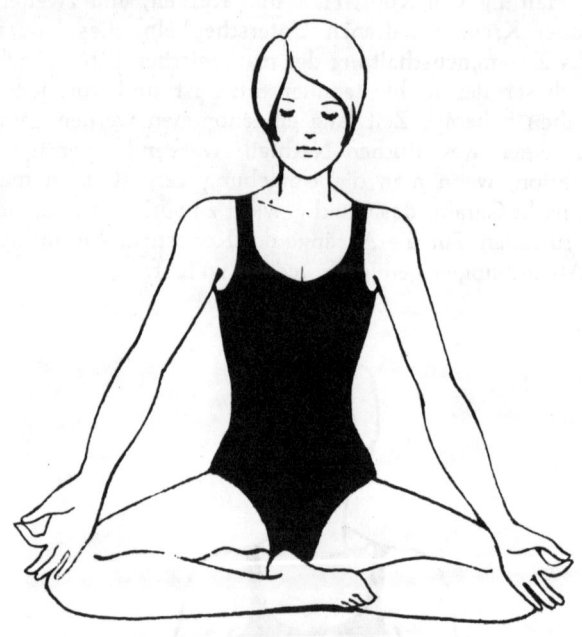

Abb. 22 Der Yajnavalkya-Sitz

Linie nebeneinander auflegt. Allerdings sollen die Knie da=
bei aufliegen, was die eigentliche Schwierigkeit ist.

Dieser Sitz ist die nächsthöhere Stufe nach dem Maitreya=
Sitz, dessen Nachteile hier fortfallen.

3) Der Freie Sitz

Darunter ist eine Stellung zur Entlastung des Lotos=
sitzes zu verstehen, dessen unmittelbare Vorstufe sie dar=
stellt. Man sitzt im Yajnavalkya=Sitz, nur legt man den

76

einen (meistens linken) Fuß nicht hinter, sondern auf den anderen Fuß.

Der Freie Sitz gelingt am leichtesten auf einer weichen Unterlage und ist den beiden anderen entschieden vorzu=ziehen, da er bereits den halben Lotossitz bedeutet. Der einzige Nachteil des Freien ebenso wie des Yajnavalkya=Sitzes ist die Tatsache, daß, wenigstens beim Europäer, das eine (oben liegende) Bein gewöhnlich nach etwa zwanzig bis dreißig Minuten einschläft, so daß man den Sitz für einige Minuten unterbrechen und beide Beine ausstrecken muß.

Selbst wenn einem der Lotossitz keine Schwierigkeiten macht, empfiehlt es sich, zuerst immer einige Minuten lang diese Vorstufe, den Freien Sitz, einzunehmen, und erst dann (für die höhere Stufe der Übungen) zum Lotossitz überzugehen.

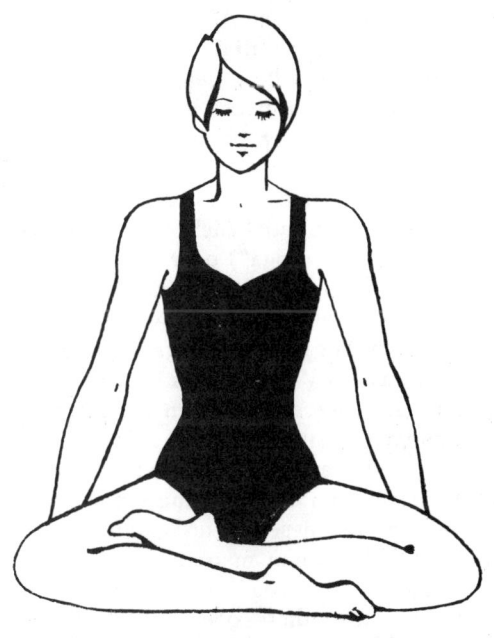

Abb. 23 Der Freie Sitz

Die Atemtechnik bildet im Yoga ein sehr wichtiges Kapitel, denn ohne Atemübungen vermag man nichts zu erreichen. Die indischen Texte heben dies ganz ohne Beschönigung hervor:

> „Wer Yoga ohne Atemübungen betreibt, dieser Schwach=
> sinnige, einem lahmen Rosse gleich, kann sich unmöglich
> auf dem Pfad der Yogis bewegen." *(Yogavasistha)*

Folgendes dürfte aus den Betrachtungen des vorigen Abschnitts erhellen: wenn die Körperstellungen den Atemvorgang und dieser wiederum die geistige Tätigkeit (der Konzentration und Meditation) stärkstens beeinflussen, so wäre es zumindest unvernünftig, unmittelbar mit den geistigen Übungen des Yoga zu beginnen, ohne alle vorhergehenden Stufen durchlaufen zu haben und zu beherrschen — ein Fehler, der leider sehr häufig, besonders im Abendlande, begangen wird. Wir möchten hier mit allem Nachdruck betonen, daß es erstens keine verschiedenen Yoga=Arten gibt, etwa in dem Sinne, daß man sich nach Belieben entweder nur mit dem Wirken allein („Karma=Yoga") oder mit der Liebe zu Gott („Bhakti=Yoga") oder aber mit der Erkenntnis der Wahr=heit („Jnana=Yoga") ohne andere Zweige, oder schließlich mit dem geistigen Yoga („Raja=Yoga") wie der (übrigens gar nicht existierende) Weg der geistigen Entwicklung (angeblich) ohne „niedrigere" Praktiken der Körperstellungen und Atemübungen sogar von manchen Indern in Ermange=lung eigener praktischer Erfahrung genannt wird — beschäf=tigen könnte. Es gibt im Gegenteil nur einen einzigen Yoga, dessen einzelne Stufen diese und noch andere Zweige bilden. Und zweitens, selbst wenn man sich wirklich mit diesem einen richtigen „Großen Yoga" beschäftigt, kann man un=möglich nach Wunsch diese oder jene Stufe bevorzugen und andere Stufen außer acht lassen.

Da der Mensch aus Körper, Seele und Geist zusam-

men, nicht aber aus Geist allein besteht, erscheint die gleich=
zeitige Pflege aller drei Bestandteile seines Wesens als eine
Selbstverständlichkeit. Nun ist die Atemtechnik eine solche
Pflege seiner Seele, richtiger gesagt, seines „feinstofflichen"
Leibes, ebenso wie die Körperreinigungen und =stellungen
der Pflege des physischen Körpers dienen.

Wenn wir uns in diesem Kapitel mit der Atemtechnik
als Pflege des feinstofflichen Körpers beschäftigen wollen,
so müssen wir uns zunächst über den Begriff „Atem" im
klaren sein. Die Inder bezeichnen die Atemtechnik im Yoga
mit dem Ausdruck „Ausdehnung des Prana", wobei das
Prana einerseits den physischen Atem, andererseits aber
die kosmische Lebensenergie, von der im vorigen Kapitel
die Rede war, bedeutet. Wir werden deshalb auch den Atem
und seine Technik in diesem doppelten Sinne betrachten.

Atem als physiologischer Vorgang

Untersuchen wir zunächst den Atem als physiologischen
Vorgang. Worin besteht die wichtigste Aufgabe der At=
mung? Zweifellos in der Gewinnung des Sauerstoffs, der
für das Leben, richtiger gesagt die Wechselwirkung des
Lebens als Aufbau (Anabolismus) der neuen Zellen und
des Todes als Abbau (Katabolismus) der verbrauchten oder
unbrauchbaren Stoffe, mit einem Wort den „Stoffwechsel"
(Metabolismus) unbedingt notwendig ist. Während die
Tätigkeit des Sauerstoffs im Körper den Verbrennungs=
prozeß verursacht — denn bei jeder Verbrennung bildet sich
Kohlendioxyd, und Sauerstoff wird gebunden — ist die Aus=
scheidung des Kohlendioxyds aus dem Körper der zweit=
wichtigste Vorgang bei der Atmung.

In welchem Verhältnis stehen nun die beiden Grundstoffe
dieses Prozesses zueinander? Es befinden sich

	Stickstoff	79,03 %
	Sauerstoff	20,94 %
in der ein=	Kohlendioxyd	0,03 %
geatmeten Luft	(Edelgase — Helium, Neon,	
	Argon, Krypton, Xenon —	
	geringfügig)	

	Stickstoff	79,6 %
in der aus=	Sauerstoff	16,5 %
geatmeten Luft	Kohlendioxyd	3,9 %
	(Edelgase)	

0,57 % Kohlendioxyd bleiben im Körper zurück.

Aus dieser Gegenüberstellung geht als erstes hervor, daß wir praktisch lediglich 4,44 % des eingeatmeten Sauerstoffs im Körper zurückbehalten, also für den Stoffwechsel gewin= nen, während volle 16,5 % wieder ausgeatmet werden, d. h. für den Körper verlorengehen. Diese eindrucksvollen Zah= len zeigen, daß es notwendig ist, tiefer, d. h. länger einzu= atmen, um den mit der Atemluft aufgenommenen Sauer= stoff möglichst voll zu verwerten.

Die zweite Erkenntnis bildet die Tatsache, daß das im Körper infolge des Verbrennungsvorganges freigewordene Kohlendioxyd in einer Menge von 3,9 % ausgeatmet wird und nur ein verschwindend kleiner Prozentsatz von 0,57 % im Körper zurückbleibt. Daraus erhellt die völlige Unzweck= mäßigkeit der so oft, selbst von solchen Kapazitäten wie Prof. Tirala u. a., geforderten forcierten Ausatmung der in der Lunge verbliebenen Luft („Residualluft"), eine Maß= nahme, die den Organismus vor der angeblich schädlichen Wirkung des restlichen Kohlendioxyds schützen soll. Der kaum nennenswerte Gehalt an Kohlendioxyd steht jeden= falls in keinem Verhältnis zu der Energie, die benötigt wird, um sich seiner zu entledigen, ganz abgesehen von der un= günstigen Wirkung der forcierten Entleerung der Lunge auf den Herzrhythmus, der dadurch sofort gestört wird. Die erzwungene Ausatmung der Residualluft erscheint also weder physiologisch geboten noch hygienisch unbedenklich. Dennoch wird diese unsinnige Ausatmungsart von vielen, wenn nicht sogar von allen Atemspezialisten vorgeschrie= ben.

Hinzu kommt ein anderer, noch größerer Unfug, der wiederum von allen abendländischen Atemschulen, jedoch von keinem echten Yogi gelehrt wird — es ist die Ausat= mung durch den Mund, und zwar mit verschiedenen pfei= fenden und zischenden Lauten wie „sisi", „fifi", „tupufu" und dergl., eine Methode, die trotz scheinbarer Anfangs= erfolge zuletzt unbedingt asthmatisch macht. Es gibt nämlich zwei Arten von Bronchialasthma — verursacht erstens durch eine zu geringe Atmungstätigkeit der Lunge, in Verbindung mit Reizung der Lungenbläschen durch Staub, Rauch u. ä., und zweitens durch übertriebene Beanspruchung (Überanstrengung) der Lunge (mit oder ohne Reizung wie im ersten Fall). Im ersten Fall kann unter den günstigen Verhältnissen eines Sanatoriums eine anfängliche — also vorübergehende — Besserung (durch Kräftigung der Lunge infolge erhöhter Atmungstätigkeit bei der geschilderten Art der Ausatmung) eintreten, und der Patient wird als geheilt entlassen. Betreibt er aber diese Ausatmung durch den Mund als ständige Übung weiter, so landet er am Ende unfehlbar wieder im Sanatorium — diesmal aber mit einem Asthma der zweiten Art, das man häufig bei Blasmusikern, Glasbläsern und auch bei Berufssängern feststellt. Diese zweite Asthma=Art ist weit schwieriger zu behandeln — da hilft nur eine einzige Atemweise, eine Spezial=Atemübung (siehe Seite 94 unter „Blasebalg") mit *Ausstoßen der Atemluft durch die Nase.*

Das Beispiel zeigt, daß selbst die scheinbare Genesung mancher Asthmatiker nur ein weiterer Beweis für den Miß= erfolg des Ausatmens durch den Mund ist. Warum sollten wir auch durch den Mund ausatmen? Hat uns die Natur etwa den Mund zum Atmen gegeben? Machen Sie eine Probe aufs Exempel: atmen Sie in der kalten Jahreszeit die Luft durch die Nase ein und durch den Mund aus — die ein= geatmete kalte Luft wird, bevor sie in die Lunge kommt, in der Nase genügend erwärmt, wenn Sie aber die nächsten Portionen Luft durch die Nase einatmen, wird die Nase immer mehr erkalten und kann nach kurzer Zeit die ein= strömende Luft nicht mehr erwärmen. Die Nase wird schließlich so kalt, daß sie geradezu schmerzt, und Sie sind gezwungen, durch den Mund sogar einzuatmen — dies ist jedoch entschieden falsch und ungesund. Alles das wäre nicht eingetreten, hätten Sie die in der Lunge befindliche warme Luft wiederum durch die Nase ausgeatmet — die Nase wäre dabei ständig warm geblieben. Ein weiterer Grund: wenn man durch die Nase lediglich einatmet, leistet die Nasenschleimhaut nur die halbe Arbeit (Abfangen von Staub, Abtöten von Bazillen usw.) und wird, wie jedes

Organ ohne genügende Übung, mit der Zeit ihrer Aufgabe nicht mehr gewachsen sein. Chronischer Schnupfen ist die erste Folge. Aber der triftigste aller Gründe ist die Überbeanspruchung und Überreizung der Lungenbläschen bei angestrengtem Ausatmen durch den Mund, das auf die Dauer — besonders, wenn es regelmäßig geübt wird — wie schon erwähnt, asthmatisch, zumindest aber asthmaanfällig macht. Durch die Überbeanspruchung der Lunge entsteht gerade die schwere (zweite) Form von Bronchialasthma, die jeder Behandlung trotzt, solange die Hauptursache — die forcierte Ausatmung durch den Mund — nicht aufgegeben wird.

So entspringt manch ein fataler Trugschluß dem falschen Theoretisieren ohne praktische Erfahrung.

Kehren wir zu unserer Betrachtung der Zusammensetzung der Atemluft bei Ein- und Ausatmung zurück. Wenn, wie wir festgestellt haben, vier Fünftel des eingeatmeten Sauerstoffquantums wieder ausgeatmet werden, so ergibt sich daraus die dringende Notwendigkeit, dem Körper wenigstens einen Teil dieses großen Quantums zu erhalten. Wodurch? Durch Ausdehnung oder besser durch *Verlängerung* des Atemvorgangs — dazu soll ja jede vernünftige Atemschulung in der Hauptsache führen. Aber wie wird dies in der Praxis wirklich gemacht? Hier begegnen wir einem zweiten grundsätzlichen Fehler — diesmal der falschen Praxis ohne genügende theoretische Grundlage. Die Erklärung hierfür dürfte in der Tatsache zu suchen sein, daß die Yoga-Lehre viel älter ist als gewöhnlich angenommen wird, und überdies sind ihre Texte nicht ohne Kenntnis der nur den Eingeweihten geläufigen Geheimsprache zu enträtseln. Dies trägt dazu bei, daß die Texte selbst in Indien dem Volke nicht zugänglich, zumindest aber nicht verständlich sind. Daher hat sich statt dieser Geheimlehre im Laufe der Jahrtausende eine vulgäre, dogmatisch festgelegte Fassung herausgebildet, an der selbst im Westen als Autoritäten geltende Yoga-Autoren festhalten — sie geben diese abgeänderte Lehre sogar im Wortlaut wieder. Man würde aber Gefahr laufen, sich ganz falsche Auffassungen zu eigen zu machen, wenn man sich auf diese dogmatischen Auslegungen verlassen wollte.

Als Beispiel dieser festgefahrenen Auslegung wollen wir die Praxis des langen Atemanhaltens, wie es von allen Indern empfohlen, aber dennoch oft nicht richtig erklärt wird, heranziehen. Was geschieht, wenn wir die eingeatmete Luft längere Zeit — die Texte verlangen die Dauer von 80 oder gar 144 Sekunden (d. h. $1^1/_3$ bis $2^2/_5$ Minuten!) 320mal am Tage (d. h. 7 bzw. 12,8 Stunden!) — in der Lunge anhalten? Der eingeatmete Sauerstoff (mehr als $1/_5$ des ganzen Luftquantums) wird restlos verbraucht. Es entsteht zunächst das Kohlendioxyd (CO_2), das mit dem Blut weitergetragen wird. Je länger das Atemanhalten dauert, um so knapper wird aber diese Sauerstoffmenge im Verhältnis zu dem unvermindert weitergehenden Verbrennungsvorgang — und statt des Kohlendioxyds wird schließlich das todbringende Kohlenoxyd (CO) gebildet. Das damit gesättigte Blut ist selbst für weitere eingeatmete Sauerstoffmengen nicht mehr aufnahmefähig, und der Mensch ist der Gefahr des Erstickens ausgesetzt. Die einzige Rettung wäre für ihn eine Bluttransfusion. Ganz abgesehen von der ernsten Gefahr einer solch törichten Atemtechnik (z. B. 36 Sekunden einatmen, 144 Sekunden anhalten und 72 Sekunden ausatmen), ist diese Übung praktisch undurchführbar, da sie eine Gesamtzeit von genau 22,4 Stunden erfordert — eine Dauer, die selbst die größten Fanatiker dieser Kunst kaum durchhalten werden.

Dieses Beispiel zeigt, in welchen Dschungel der fakirischen Ausartung uns manche indischen Autoren führen würden, wenn wir uns der Stimme der Vernunft verschließen wollten.

In Wirklichkeit handelt es sich nicht um Atemanhalten, sondern um Verharren im Atmen, ähnlich dem Verharren in einer Körperstellung, wie im vorigen Kapitel geschildert. Dabei wird langsam, aber ständig weiter eingeatmet und dadurch die Gefahr der Kohlenoxydbildung ausgeschaltet.

Es muß noch eine wichtige physiologische Grundlage der Atmung erklärt werden, ehe wir an die praktischen Atemübungen herangehen, nämlich der sogenannte *Vollatem*, die einzig richtige, weil vollständige Atemweise, die jedoch vielfach falsch verstanden und geübt wird.

Welches Organ bewirkt die Ausdehnung und Zusammenziehung der Lunge? In der Hauptsache das Zwerchfell, und in ganz geringem Maße der untere Teil des Brustkorbes. Über diese physiologischen Zusammenhänge herrschen selbst unter den Atemexperten die merkwürdigsten Vorstellungen. Es gibt im Grunde genommen nur *eine* Atemtechnik, die durchaus natürlich und deshalb richtig ist — und das ist die *Zwerchfellatmung*. Alle anderen Arten — die sog. Brust=, Flanken= oder Bauchatmung — sind nur eine mehr oder weniger unvollständige Abwandlung der Zwerchfellatmung. Warum? Weil das Zwerchfell in unserem Brustkorb die Rolle des Kolbens einer Luftpumpe übernimmt und jeder Versuch, vom Brustkorb, von den Flanken oder vom Bauch allein auszugehen, eine unvollständige Betätigung des Zwerchfells und somit eine unvollständige Anfüllung des Lungenvolumens mit Luft zur Folge hat. Machen Sie eine Probe: atmen Sie auf Ihre gewohnte Art — sei es Brustatmung, sei sie Flanken= oder Bauchatmung (mit Verschieben der eingeatmeten Luft zur Flankenpartie bzw. zum Brustkorb) — und nun versuchen Sie außerdem das Zwerchfell herunterzudrücken: Sie werden überrascht sein, wieviel Luft sich noch hineinpumpen läßt. Was beweist das? Daß die Lunge vorher nicht ganz mit Atemluft angefüllt war und daß die von Ihnen angewandten Atemarten — selbst der so gepriesene „Vollatem" (mit Übergang vom Bauch über die Flanken zu den Lungenspitzen durch Hochheben der Arme) — nicht vollständig sind. Anders kann es nicht sein, denn wir können nur dann in einem Gefäß beispielsweise eine Flüssigkeit hin= und herschütteln, wenn ein wenig Raum übriggeblieben ist.

Wenn Sie jedoch umgekehrt von der richtigen Zwerchfellatmung ausgehen, ist das gesamte Lungenvolumen restlos ausgefüllt, und es kann deshalb nicht die kleinste Menge Luft mehr hinein.

Wir ziehen daraus die praktische Folgerung, daß mit dem Zwerchfell allein geatmet werden soll. Um Brustkorb, Flanken, Bauch, Verschiebung von unten nach oben oder gar Hochheben und Ausbreiten der Arme brauchen wir uns überhaupt nicht zu kümmern. All diese Kunstgriffe sind nur Notbehelfe und beweisen, daß die richtige und dabei vollständige Zwerchfellatmung nicht beherrscht wird. Wenn

Sie die Zwerchfellatmung wirklich zustande bringen, sind all diese lächerlichen Mittel völlig überflüssig.

Wir sollten uns ein Beispiel an unseren Zugvögeln nehmen. Bei einem Vogel, besonders aber bei einem Zugvogel, sind unter den Lungen noch kräftige Luftblasen angebracht, die beim Atmen die Rolle des Zwerchfells unseres Körpers spielen. Die kleinen zierlichen Zugvögel vermögen die ungeheuren Entfernungen von mehreren Tausenden von Kilometern ohne Zwischenlandung und dabei mit gleichbleibender Geschwindigkeit zurückzulegen. Könnten sie dies bewältigen, wären sie allein auf die Tätigkeit ihres zarten Brustkorbs und seiner winzig kleinen Muskeln angewiesen?

Und nun ein weiterer Beweis — der noch überzeugender wirkt: der menschliche Körper schwimmt im Salzwasser und sinkt im Süßwasser unter, da sein Gewicht das Gewicht des von ihm verdrängten Wassers (im zweiten Falle) übersteigt. Wenn jedoch ein Mensch mit dem Zwerchfell atmet, weitet sich sein Lungenvolumen genügend, um das fehlende Volumen des verdrängten Wassers auszugleichen — und der Mensch schwimmt auch im Süßwasser. Dieses Phänomen kann von jedem, der die Zwerchfellatmung wirklich beherrscht, beliebig lange vorgeführt werden und erbringt somit den schlagendsten Beweis für die Richtigkeit und Vollständigkeit seiner Atemtechnik.

Technik der Atemübungen

Wie kann man sich nun die Zwerchfellatmung aneignen? Die erste Übung besteht darin, das Zwerchfell zu dehnen und unter Kontrolle zu bringen. Dazu dient folgende Prozedur, die wir als „Baucheinziehen" bezeichnen.

1) Das Baucheinziehen (Uddiyana Bandha)

Man steht etwas gebückt, die Hände gegen die Oberschenkel gestützt. Man atmet vollständig aus und, ohne die kleinste Menge Luft einzuatmen, weitet man den Brustkorb, als wolle man „mit voller Brust" einatmen. Dabei wird der Bauch eingezogen und unter die falschen Rippen hochge= drückt (Abb. 24). Ein schwaches Drücken mit den Händen

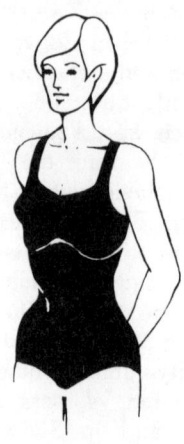

Abb. 24 Das Baucheinziehen (Uddiyana Bandha)

gegen die Oberschenkel erleichtert, jedenfalls am Anfang, dieses Einziehen des Bauches. Als Kontrolle gilt der Ver= such, nach erfolgtem Einziehen zu sprechen. Falls es gelingt, auch nur einen Ton herauszuquetschen, so war die Übung falsch, weil die Luft nicht vollständig ausgehaucht wurde. Wenn jedoch kein Ton herauszubekommen ist und nach Beendigung der Übung die Luft mit zischendem Laut einge= atmet wird (weil die Lunge leer war), so ist das Bauchein= ziehen gelungen. Je höher sich das Zwerchfell infolge dieser Übung hochziehen läßt, um so tiefer kann es beim Ein= atmen wieder sinken und um so mehr an Volumen für die Luft gewinnt man, die dann beim Atmen dem Körper zuge= führt und verwertet werden kann. Dadurch erreicht man mit Sicherheit die oben beschriebene Fähigkeit — das Schwimmen des menschlichen Körpers im (Süß=)Wasser — und darüber hinaus die Möglichkeit, eine erhöhte Menge von Sauerstoff *ständig*, nicht nur während der kurzen Zeit der Atemübungen, einzuatmen.

Da der Sauerstoff der wahre Träger des Lebens ist, dürfte wohl aus diesem Grunde der physische Atem in altindischen Texten mit der *Lebensenergie* in Zusammenhang gebracht und im Laufe der Zeit verwechselt worden sein, so daß man heute die Vorstellung gewonnen hat, als atme man mit der Luft auch diese Lebensenergie *(Prana)* ein. Die alten Weisen haben damit wohl in erster Linie den lebenspendenden Sauerstoff gemeint, und wir sollten deshalb alle Atem= übungen unter diesem Gesichtswinkel betrachten. Denn die Lebensenergie, wie auch jede andere Energie wie Licht, Elektrizität, Magnetismus usw., läßt sich nicht wie ein ma= terielles Fluidum einfach einverleiben, wohl aber kann sie, wie das Feine vom Feinen, von unserem feinstofflichen Leib absorbiert werden, wovon später noch die Rede sein wird.

Zurückkommend auf unsere Übung des Baucheinziehens, versuchen wir noch einen weiteren Schritt. Haben wir das Zwerchfell hochgezogen, so machen wir gleich anschließend die sogenannte Darmmühle.

2) *Die „Darmmühle" (Qudyana Banda)*

Indem wir mitten im Baucheinziehen die Hände noch stärker gegen die Oberschenkel drücken, schieben wir gleich=

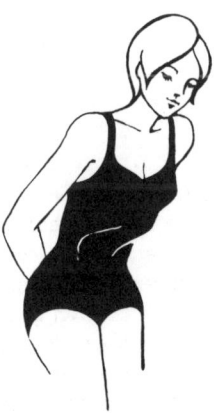

Abb. 25 Die Darmmühle (Qudyana Banda)

zeitig die mittleren Bauchmuskeln nach vorn. Nach einigen Versuchen, besonders wenn wir sie wechselweise mit stärkerem Baucheinziehen verbinden, wird uns auch diese Übung gelingen. Die Bauchmuskeln bilden dann in der Mitte einen eigenartigen Muskelwulst, der sich nach weiterem Üben auch nach beiden Seiten und schließlich rund herum (in Richtung der Verdauung, d. h. von rechts nach links) rollen läßt — dies ist die berühmte Darmmühle, die beste Bauchmassage (Abb. 25).

Es gibt ein noch sichereres Mittel, um das Zwerchfell unter bewußte Kontrolle zu bekommen und es beim Atmen einzuschalten — es ist eine bestimmte *Zungenlage*. Legen Sie die Zungenwurzel (nicht die Zungenspitze) an den weichen Gaumen, etwa wie beim Aussprechen des Wortes „Gang". Nun drücken Sie die Zunge in dieser Position leicht gegen die Kehle (nach unten), wodurch beim Einatmen ein leiser Schnarchton entsteht. Wenn wir uns dabei genau beobachten, so stellen wir fest, daß wir unwillkürlich mit dem Zwerchfell eingeatmet haben, denn diese Zungenlage schaltet sofort das Zwerchfell ein. So sollen wir also immer einatmen, bis es uns zur zweiten Natur geworden ist und diese Zungenlage von selbst entfallen kann. Dennoch empfehlen wir sie als Kontrolle.

Nun kommen wir endlich zu den eigentlichen Atemübungen.

Übung I

Im Sitzen (Kopf=Hals=Rücken=Gerade beachten!) atmen wir langsam durch beide Nasenlöcher ein, und mittendrin verlangsamen wir die Einatmung noch mehr, ohne jedoch in eine Pause (Atemanhalten) überzugehen. Die Einatmung soll 10 Sekunden dauern. Daraufhin gehen wir ohne Unterbrechung in die Ausatmung über, die schneller abläuft und nur 4 Sekunden dauert. So atmen wir einige Male.

Dann schalten wir das nächsthöhere Verhältnis, nämlich 15 Sekunden Einatmen zu 6 Sekunden Ausatmen, ein, in=

dem wir, um einen leichteren und unbeschwerlichen Über=
gang zu erreichen, zunächst schneller zählen und erst allmäh=
lich das Zählen verlangsamen. Auch in diesem Tempo
atmen wir einige Male. Das nächste Verhältnis ist 20:8
(mit anderen Worten ein Mehrfaches von 5:2) und wird
auf dieselbe Weise erst allmählich verlangsamt. Dieses Ver=
hältnis entstand aus dem ursprünglichen 1:4:2, wobei mit
1 das Einatmen, mit 4 das Verharren (noch langsameres
Einatmen) und mit 2 das Ausatmen gemeint sind. In Indien
entwickelte sich im Laufe der Zeit, konform mit dem allge=
meinen Erstarren des Geistigen und dem scholastischen
Übergang zum materiell Erfaßbaren, das für die Hatha=
Yoga=Fanatiker so typische *Atemanhalten*, das noch dazu
bis ins Extrem gesteigert wurde.

Wenngleich dieses gelegentliche Atemanhalten, soweit es
in milderer Form und nur höchstens bis zum Verhältnis
6:24:12 oder vielleicht sogar 8:32:16 geübt wird, noch Vor=
teile bezüglich der Nervenheilung durch Kohlendioxyd
(siehe unten) bringen kann, muß es auf die Dauer doch der
richtigeren und völlig zuverlässigen Technik des Verhar=
rens im Atmen weichen, da es erstens eine kräftige Lunge
und ein gesundes Herz voraussetzt und zweitens wie jede
Erstarrung dem Prinzip der Entspannung, also dem Grund=
prinzip des Yogas, zuwiderläuft.

Übung II

War die Übung I auf der Verlängerung der Einatmung
aufgebaut, so ist nunmehr notwendig, auch die Ausatmung
zu dehnen.

Wie vorhin sitzend, atmen wir normal, also etwa inner=
halb 2 Sekunden ein, und daraufhin, ebenfalls ohne Unter=
brechung oder Pause, innerhalb 12 Sekunden, immer lang=
samer werdend, aus. Auch hier besteht dasselbe Verhältnis,
nur mit vertauschten Stellen für Verharren und Ausatmung,
nämlich 1 (Einatmen) : 2 (Ausatmen) : 4 (verlangsamtes
Ausatmen). Nach einigen Atemzügen gehen wir, wiederum
unter Beschleunigung und dann Verlangsamung des Tem=
pos, auf das nächste Verhältnis 3:18 und später auf 4:24

bzw. 5:30 über usw. Wenn wir beim Atmen unseren Puls=
schlag kontrollieren (es gibt mindestens neun Stellen im
Körper, wo er gefühlt werden kann — am Handgelenk, in
der Beuge des Ellbogens, unter der Achselhöhle, an der
Schläfe, im Halse, am Herzen, in der Leistenbeuge, in der
Kniekehle und an der Ferse), so stellen wir den völlig unge=
störten Herzrhythmus während dieser beiden Atemübungen
fest. Dieser erfährt jedoch sofort eine merkliche Verlang=
samung oder Beschleunigung, wenn der Atem in der ersten
oder in der zweiten Übung auf bereits beschriebene Hatha=
yoga=Art angehalten wird (in der zweiten Übung: 2 Sekun=
den Einatmen, 4 Sekunden Ausatmen und 8 Sekunden An=
halten) — der beste Beweis einer störenden Wirkung auf
die Herztätigkeit.

Die Wirkung dieser beiden Atemübungen besteht, ab=
gesehen von der offensichtlichen Erhöhung des Sauerstoff=
verbrauchs infolge ausgedehnter Ein= und Ausatmung, u. a.
in der Bildung von Kohlendioxyd, das nach neuzeitlichen
Beobachtungen amerikanischer Forscher ein ausgezeichnetes
Heilmittel für zerrüttete Nerven sein soll.

Übung III

Nachdem wir bei den ersten zwei Übungen die Ein=
atmung sowie die Ausatmung einzeln verlängert haben,
versuchen wir nun, beide auf einmal zu verlängern.

Wir zählen sowohl beim Ein= als auch beim Ausatmen
bis 5, nach einigen Atemzügen schalten wir dann das Ver=
hältnis 6:6 ein, daraufhin 7:7, dann 8:8 usw., soweit wir es
vermögen, die Einatmung und die Ausatmung auseinander=
zuhalten. Wichtig ist dabei nicht die Tiefe des Ein= bzw.
Ausatmens, sondern einzig und allein die *gleiche* Länge,
der Pendelrhythmus, der dieser Atemart auch ihren Namen,
„Pendelatem", gegeben hat. Tatsächlich hilft uns bei der
Ausführung dieser Atemübung die Vorstellung, daß ein
Pendel durch unseren Körper ein- und ausschwinge. An=
dererseits soll die Verlängerung des Pendelschwunges nicht
etwa die Lunge über ein erträgliches Maß hinausweiten,
vielmehr geht es um die Verlangsamung der Atemzüge.

Die *Pendelatmung* ist eigentlich die richtigste und beste von allen Arten, besonders da sie natürlich ist. Wir atmen gewöhnlich etwas mehr aus als ein, besonders im Schlaf. Dadurch soll dem Körper mehr Kraft verlorengehen, als er jeweils durch die Einatmung gewinnt, wie die Texte behaupten — freilich im Hinblick auf die beträchtliche Sauerstoffmenge, die, wie wir sahen, infolge kürzerer Einatmung und längerer Ausatmung von der Lunge nicht verwertet wird und somit dem Organismus verlorengeht. Bei bedeutend längerer Einatmung würde zwar eine größere Sauerstoffmenge vom Körper absorbiert, das gleichzeitig gebildete Kohlendioxyd jedoch nicht vollständig ausgehaucht, weil ja die Ausatmung dann wesentlich kürzer wäre. Diese Atemart (Übung I) hätte uns hauptsächlich als Nervenheilmittel genutzt. Umgekehrt: kürzeres Einatmen und längeres Ausatmen hätten das bei ständigem Stoffwechsel entstehende Kohlendioxyd zwar aus der Lunge entfernt, dabei würde jedoch keine neue, dem Stoffwechsel entsprechende Sauerstoffmenge zugeführt, und das Resultat wäre eine allmähliche Verringerung des Stoffwechsels mit Schlaf und sogar Bewußtlosigkeit als Folge der verlängerten Ausatmung. Daraus folgt erstens, daß die Übungen I und II lediglich als Vorstufen zum Pendelatem dienen sollen und zweitens, daß der Pendelatem selbst als einzig richtige Atemweise jeder Atemübung zugrunde liegen soll, weil sich dabei die Sauerstoffgewinnung und -verwertung sowie die Kohlendioxydbildung gegenseitig ausgleichen. Aus diesem Grunde sollte die Pendelatmung uns in Fleisch und Blut übergehen und zu unserer ständigen Atemweise werden.

Die Wirkung der Pendelatmung auf den Organismus ist dementsprechend auch wesentlich stärker und nachhaltiger als die anderer Atemarten. Zunächst beruhigt diese „harmonische Schwingung" — wie sie nicht umsonst in der Physik genannt wird — sämtliche Nerven unseres Organismus, selbst diejenigen unseres Gesichts, die Kummer, Sorgen und ewiges Hasten als Folge unserer Zivilisation in dauernder Spannung halten; die verkrampften Gesichtsmuskeln werden entlastet, und unsere Züge entspannen sich. Man gewinnt einen ausgeglichenen und ruhigen Ge=

sichtsausdruck, die harten Einkerbungen lösen sich, und jedes Gesicht wird im allgemeinen schöner. Die Yogis behaupten, daß der Pendelatem uns sogar im wesentlichen den Schlaf — soweit es sich jedenfalls um das Atmen dreht — ersetzen könne, da wir im Schlaf eine an sich minderwertige Atmung (siehe oben) haben.

Hinzu kommt ein Umstand, dem wir besondere Aufmerksamkeit schenken sollten. Die harmonische Pendelschwingung, die übrigens dieselbe Natur hat wie die Elektrizität, kann, wenn sie im Körper entsteht, jeden Teil, jedes Organ, jede Zelle eher unter Kontrolle unseres Willens bringen, wenn wir die entsprechende Autosuggestion damit verbinden, weil sich unser Wille dann in höherem Maße der Nervenbahnen, dieser elektrischen Leitungen unseres Körpers, zu bedienen und auf die in Frage kommenden Teile des Körpers einzuwirken vermag.

Einige Beispiele mögen dies vor Augen führen. Angenommen, ein Mensch leidet an Seekrankheit. Alles, was er braucht, um im Verlauf von wenigen Augenblicken dieses Leiden zu beseitigen, ist folgendes: er stellt sich vor, daß er durch die Magengrube pendelartig atmet (d. h., als ob der Atem wie ein Pendel durch diese Partie ein= und ausginge). Nun gibt er sich einen sehr energischen, aber kurzen — gleichsam militärischen — Befehl, daß ihm bei jedem Wellengang immer wohler und wohler zumute werde. Im nächsten Augenblick weicht der Brechreiz auf Nimmerwiederkehr — er kann nunmehr unbesorgt tagelang bei stürmischstem Wellengang auf hoher See sein; eventuell wiederholt er die Behandlung im Laufe der Seereise ein paarmal — lediglich um seine Zuversicht zu stärken. Später braucht er diese Wiederholungen nicht mehr, sondern eine einzige Autosuggestion genügt!

Um dem Leser die ans Wunderbare grenzende Wirkung einer Autosuggestion klar vor Augen zu führen, empfehlen wir ihm ein auf den ersten Blick ziemlich fakirisch anmutendes Experiment: Setzen Sie sich vor einen Spiegel, nehmen Sie eine Stecknadel mit einem starken Kopf, und nachdem Sie die Nadel, Ihr Ohrläppchen und Ihre Finger mit Alkohol gründlich desinfiziert haben, versuchen Sie, indem Sie sich ständig innerlich sagen: „Es schmerzt nicht, es blutet nicht" — die Nadelspitze *langsam* aber beständig in das Ohrläppchen, das Sie im Spiegel betrachten, hineinzustechen. Sie verspüren dabei lediglich einen starken Druck, ja Sie werden überrascht sein, wenn Sie feststellen, wieviel Kraft man braucht, um dieses dünne Stückchen Haut zu durchstechen. Schließlich sehen Sie die Nadelspitze an der anderen Seite herausdringen — ohne einen Tropfen Blut und ohne Schmerz, vorausgesetzt, daß Sie Ihre Autosuggestion ständig im Bewußtsein hatten und keine Angstgedanken aufkommen ließen. Nach einigen Minuten finden Sie nicht einmal mehr die Stelle des Einstichs.

Dieses Experiment, das übrigens vollkommen harmlos ist und von jedem Kinde, wenn Sie ihm das Verfahren genügend erklärt haben, erfolgreich durchgeführt werden kann, zeigt, wie wenig Ahnung wir von unseren inneren Kräften der Willenskonzentration haben und wie wenig Gebrauch wir im allgemeinen davon machen.

Die Verbindung des Pendelatems mit Autosuggestion kann dem Übenden unschätzbare Dienste leisten, da sie überall da angewandt werden kann, wo die Körperübungen nicht zu empfehlen sind, weil sie eher störend, zumindest aber langsamer wirken, z. B. bei einer Überfunktion der Schilddrüse oder der Eierstöcke. In solchen Fällen lassen sich die entsprechenden Körperstellungen mit großem Erfolg durch eine Kombination der Pendelatmung mit der Willenskonzentration ersetzen. Man sitzt aufrecht, und indem man sich vorstellt, daß der Atem pendelartig durch die betreffende Partie ein- und ausgeht — freilich nur eine Einbildung, die jedoch eine wirksame Brücke zwischen dem Körperorgan und dem Willen schlägt —, atmet man gleichmäßig, wodurch die betreffende Stelle nach wenigen Sekunden auch *fühlbar* wird. Nun gibt man dieser Stelle (Drüse) den Befehl, *ruhiger* zu arbeiten — das ist alles. Die Wirkung, so sanft sie auch erscheinen mag, läßt nicht lange auf sich warten.

Auf ähnliche Weise verfährt man bei jeder Erkrankung eines Körperteils — man gibt ihm den entsprechenden Heilungsbefehl und atmet dabei gleichsam „durch" diesen Teil rhythmisch (pendelartig). Diese Methode ist ferner jeder Frau während ihrer monatlichen Periode, wenn alle körperlichen Übungen sowieso eingestellt werden, unbedingt zu empfehlen.

Übung IV

Derselbe Pendelatem, schnell ausgeführt — etwa in der Art, wie der Blasebalg eines Schmiedes arbeitet — gewinnt besondere Bedeutung und wird zum sichersten Mittel gegen eine Reihe von körperlichen Mängeln und Krankheiten. Er trägt deshalb den Namen *Blasebalg*, und es ist dabei folgendes zu beachten:

Im Sitzen wird schnell (wie eine Maschine) ein= und aus= geatmet — etwa zwanzig bis dreißigmal hintereinander — wobei die Ausatmung (wie immer durch die Nase) beson= ders unterstrichen wird, jedoch darf kein Hustenreiz ent= stehen. Dann wird tief und langsam eingeatmet und ebenso langsam und vollständig ausgeatmet.

Weshalb ergeben sich aus dieser Variation des „Pendel= atems" neue ungewöhnliche Vorteile für den Übenden? Durch den schnellen Übergang vom Ein= zum Ausatmen hat der eingeatmete Sauerstoff kaum genug Zeit, sich in Kohlendioxyd zu verwandeln; er wird daher wieder ausge= atmet, und eine neue Portion Sauerstoff strömt in die Lunge, um sofort wieder ausgehaucht zu werden, usw. Auf solche Weise wird das Blut an fast unverbrauchtem Sauer= stoff beliebig angereichert und infolge der ständigen Übung der Körperstellungen jedem Organ und jeder Körperzelle reichlich zugeführt. Diese Methode des Atmens kommt einem Sauerstoffbad gleich, das dazu noch beliebig verlän= gert und wiederholt werden kann. Um jedoch einen Sauer= stoffrausch zu vermeiden, wird am Ende ein tiefer Atemzug angeschlossen, der es durch Kohlendioxydbildung wieder ausgleicht. Nachstehend geben wir einen Überblick über die zahlreichen Vorteile und günstigen Auswirkungen dieser Spezialatemübung.

1) Jedesmal wenn das Herz infolge besonderer Bean= spruchung, sei es beim Laufen, Treppensteigen oder der= gleichen, schneller und heftiger schlägt — um auf diese

Weise den Sauerstoffmangel bei erhöhter Tätigkeit wett=zumachen — schafft der Blasebalgatem sofort und gründlich Abhilfe, und der Pulsschlag beruhigt sich, bis der normale Herzrhythmus zurückgekehrt ist. Selbst bei seelischen Ur=sachen des Herzklopfens wirkt diese Art des Atmens be=ruhigend.

2) Die Sauerstoffanreicherung der Lunge erweist sich als ein mächtiger Heilfaktor bei Lungenkrankheiten, in erster Linie bei der Tbc.

3) Blasebalg-Atem ist ferner das beste und sicherste Heilmittel gegen Bronchitis und besonders gegen Asthma, da er mit sanften Atemstößen (durch die Nase) nach dem Prinzip des kleinsten Reizes (Arndt=Schulzsches=Gesetz) die Verkrampfung der Luftbläschen löst und den Auswurf be=günstigt. Selbst der langsame Pendelatem wirkt dabei hei=lend, besonders während des Asthmaanfalls. Auch in die=sem Fall kann in Verbindung mit Blasebalg= oder Pendel=atem die energische Autosuggestion angewandt werden. Die Wirkung zeigt sich sofort.

Bei chronischem Asthma und Angina pectoris macht man die Atemübungen am besten in geeigneter Körperstellung, und zwar im *Fisch* (siehe S. 44), da sich dann die Aorta und andere Blutgefäße, ebenso die Bronchien breit=legen und durch die Atmung voll erfaßt werden. Zum Zweck der Asthmaheilung muß aber der Blasebalg allmählich verlängert werden, in der Weise, daß man die wechselweise Ein= und Ausatmung von 20mal (in schweren Fällen anfangs von 10mal), bei je dreimaliger Anwendung morgens und abends, schließlich (im Laufe einiger Monate) bis auf 120mal bringt. Selbst ein jahrelanges Asthmaleiden wird dieser Behandlung weichen, vorausgesetzt, daß man die Zahl der Atemzüge vorsichtig steigert. Die indischen Ärzte verschreiben dazu noch (während des Anfalls) den Saft der *Adusa*=Pflanze (adhatoda vasica), der gefäßerwei=ternd wirkt (Dosis: 5,8 g im Honig) und den Anfall sofort beseitigt. Regelmäßiger Gebrauch dieses Mittels jeden Morgen soll Asthma innerhalb weniger Wochen restlos heilen. Diese Atemübung hilft gegen Verstopfung und träge Leberfunktion.

4) Nicht zuletzt ist der Blasebalgatem von großer Bedeu-

tung für Wöchnerinnen. Im Rhythmus der Wehen ange=
wandt, gewährleistet er eine vollständig schmerzlose Ent=
bindung. Während der Schwangerschaft sollten Atemübungen jedoch nur unter Anleitung eines erfahrenen Lehrers
ausgeführt werden.

Eines ist allerdings bei der Ausübung der Blasebalgat=
mung unbedingt zu beachten: die Atemstöße sollen immer
vom Zwerchfell aus gemacht werden, nie mit dem ganzen
Brustkorb. (Sonst wird man leicht schwindlig.) Zu diesem
Zweck strengt man am besten die Bauchmuskeln an, wäh=
rend die Ein= und Ausatmungsstöße geübt werden. Später
ergibt sich dies ganz automatisch.

Nun kommen noch zwei Variationen des Pendelatems in
Frage, die für die geistigen Stufen der Konzentration und
Meditation unbedingt erforderlich sind.

Dieser Atem — wir nennen ihn ununterbrochenen Atem — ist nichts anderes als die höchste Stufe des Pendelatems.

Setzt man die Dehnung der Ein= und Ausatmung allmählich so weit fort, daß die Einatmung unmittelbar (ohne jeglichen Übergang) in die Ausatmung und umgekehrt übergeht, so entsteht der ununterbrochene Atem, bei dem zwischen Ein= und Ausatmung keine Grenzen mehr festzustellen sind. Das leichteste Verfahren ist der Versuch, den Atmungsvorgang zu *beobachten*, um gerade den Augenblick des Übergangs vom Einatmen zum Ausatmen und umgekehrt zu ermitteln. Daraus entsteht ein ununterbrochener Atemstrom. Dem Übenden ist, als wäre seine Lunge dauernd mit Luft angefüllt — er bemerkt eine ständige Anspannung des Atemstroms.

Das ununterbrochene Atmen ist eine unerläßliche Begleiterscheinung der Konzentration des Denkens — eine Spannung ruft die andere hervor. Ohne diese Atemweise ist eine Konzentration unmöglich. Wir wissen es aus dem täglichen Leben: sowie wir uns auf etwas zu konzentrieren versuchen, verlangsamt sich als erstes unsere Einatmung; sie steht sogar oft für einige Zeit still, besonders wenn wir auf irgendein undefinierbares Geräusch aufmerksam gemacht werden. Das läßt sich auch umkehren: wenn wir die Einatmung so weit verlangsamen, daß der Atem stockt, so ist die erste unmittelbare Folge die Unmöglichkeit, *verschiedenen* Gedanken gleichzeitig nachzugehen — man bleibt zwangsläufig bei *einem* Gedanken, *einer* Vorstellung, *einem* Gefühl. Praktisch heißt das: wenn man die Konzentration des Denkens, die nichts anderes ist als Dehnung einer einzigen Vorstellung, erreichen will, so braucht man dazu nichts anderes als die Dehnung der Einatmung. Da aber die Einatmung sich nicht endlos dehnen läßt und früher oder später in die Ausatmung übergehen muß, soll man sie so in die Ausatmung verwandeln, daß der Körper den Übergang gar nicht merkt und der ganze Atemvorgang wie eine ununterbrochene Einatmung abläuft. Eine andere Lösung gibt es nicht. Sowohl die Einatmung als auch die Ausatmung sind ein einziger Atemstrom geworden.

Dennoch läßt sich auch das ununterbrochene Atmen nicht einfach beliebig lange fortsetzen, denn die Lunge kann nicht endlos in diesem gedehnten Zustand gehalten werden. Wenn die Grenze einmal erreicht ist — und dies kann schon nach einer halben Stunde geschehen — verkehrt sich die Atmung ins Gegenteil, und der Übende verspürt plötzlich ein merkwürdiges Gefühl, als atme er mit einemmal nicht oder fast nicht mehr. In Wirklichkeit sackt der geweitete Brustkorb immer mehr zusammen, und die Ausatmung be= stimmt für eine Weile den ganzen Atemvorgang, der Übende aber merkt ihn immer weniger. Daher nennen wir diese Atemweise unmerklichen Atem. Sie ist die natürliche Folge des vorhergegangenen ununterbrochenen Atems und ent= steht aus dem letzteren auch ohne unser Wollen oder Dazu= tun. Deshalb werden diese beiden Übungsarten als Hälften einer einzigen Atemweise („ausschließliches Atemverhar= ren" auf Indisch) angesehen, wobei die erste Hälfte („un= unterbrochener Atem"), wie wir schon hörten, immer mit der *Konzentration,* die zweite („unmerklicher Atem") aber mit der *Meditation* aufs engste verbunden ist, so daß eins ohne das andere unmöglich in Erscheinung treten kann. Diesem Umstand muß man bei den geistigen Übungen un= bedingt Rechnung tragen, denn jeder Versuch, diese Be= wußtseinszustände und vor allem das höchste Ziel des Yoga, die *ekstatische Versenkung* in das Ding an sich, die mit dem Wort „Kontemplation" bezeichnet werden kann, zu erreichen, würde zweifellos im Sande verlaufen, wollte man dieses „ausschließliche Atemverharren" nicht beachten oder einfach umgehen.

Aus diesem Grunde wohl sprechen die Texte (siehe oben) von einem Übenden, der die Atmung außer acht läßt, als von einem „Schwachsinnigen, der, einem lahmen Rosse gleich", den Weg der erfolgreichen (siddha) Yogis nicht zu beschreiten vermag. Denn die soeben besprochene höchste Stufe des Yoga, die Ekstase, erwächst ebenso spontan und natürlich aus der Meditation, wie diese aus der Konzen= tration unmittelbar entsteht, wie die Konzentration spontan der Atembeherrschung und diese wiederum der Körper=

beherrschung durch Yoga=Stellungen entspringt. Wenn also ein einziges Glied dieser Kette fehlt, so fällt das Ganze in sich zusammen. Im Hinblick darauf läßt sich der ganze Yoga mit einem einzigen Wort: *Beobachtung* treffend kenn= zeichnen. Sämtliche moralischen Grundsätze des Yoga sind nichts anderes als das Resultat einer eingehenden Beobach= tung aller Mitmenschen, ja sogar aller Lebewesen über= haupt, die wir als unsere Nächsten betrachten und lieben sollen wie uns selbst. Wo diese geistige Einstellung vor= herrscht, gedeiht kein Gedanke des Hasses, der Gier, des Neides und dergleichen. Solche Anwandlungen werden viel= mehr durch entgegengesetzte Gedanken der Freundschaft, Anteilnahme usw. verdrängt.

Beobachten wir jeweils die Reaktion unseres Körpers auf die verschiedenen Stellungen, so gewinnen wir das sie be= gleitende Körpergefühl, das unfehlbar die individuelle Grenze des Dehnungsvermögens zeigt; es gibt uns damit zugleich an, wann wir zur nächstfolgenden Stufe der Kör= perstellung übergehen können. Ebenso sind die Atemübun= gen auf der Beobachtung des Atemvorganges aufgebaut, aus der erst der rhythmisch ausgeglichene Pendelatem als das A und O der ganzen Atemtechnik entsteht. In gleicher Weise gründen sich die darauffolgenden Konzentrations= und Meditationsübungen auf Beobachtung der Gedanken= gänge — hier wird dieselbe Betrachtungstechnik angewen= det wie auf allen anderen Gebieten des Yoga. Schließlich prägt sich auf der höchsten aller Yoga=Stufen, in der eksta= tischen Versenkung, dieses Prinzip am reinsten aus. Wie wir schon hörten, wird sie am treffendsten mit dem Wort „Kontemplation" bezeichnet, und Kontemplation heißt ja nichts anderes als Betrachtung, wenn auch in höchster Ent= spannung und Harmonie als Weltentrücktheit ohne Welt= entsagung, Welterkenntnis ohne Weltanhänglichkeit und Selbsterkenntnis ohne Selbstsucht.

Die geschilderte geistige Wirkung des Atems gehört be= reits dem Bereich des *feinstofflichen* Körpers, unserer soge= nannten „Seele", an, obwohl wir, genau genommen, keinen wesentlichen Unterschied zwischen seelischen und geistigen Erscheinungen feststellen können. Es gibt aber einen aus= gesprochenen feinstofflichen Atem als bereits erwähnte

Eigenschaft des feinstofflichen Körpers, nämlich die Absor=
bierung („Einatmung") der Lebensenergie aus dem All
durch die *linke* Seite, und die Ausscheidung („Ausatmung")
durch die rechte Seite unseres feinstofflichen Leibes.

Dieser feinstoffliche Atem kann sogar von uns beobach=
tet werden. So läßt sich z. B. ein merkwürdiger Rhythmus
beim Atmen in Zusammenhang mit Naturvorgängen fest=
stellen, indem wir alle zwei Stunden abwechselnd durch die
eine Nasenseite mehr und leichter als durch die andere ein=
und ausatmen, und zwar nach folgendem Schema: Während
des zunehmenden Mondes beginnt das Atmen beim Men=
schen bei Sonnenaufgang durch die linke Nasenseite, die
dann freier und gangbarer für die Atmung ist als die rechte
— diese erscheint nämlich mehr oder weniger „verstopft".
So bleibt es zwei Stunden lang, danach kehrt sich das
Verhältnis um, und weitere zwei Stunden wird durch die
freie *rechte* Nasenseite eingeatmet (inzwischen ist die linke
verstopft) usw., solange der Mond zunimmt. Bei abneh=
mendem Mond ist es umgekehrt: bei Sonnenaufgang geht
der Atem hauptsächlich durch die rechte, die nächsten zwei
Stunden durch die linke Nasenseite usw. Lediglich *zwischen*
diesen zweistündigen Perioden geht der Atem einige Minu=
ten durch beide Nasenlöcher gleichmäßig.

Diese eigenartige und von unserer abendländischen Wis=
senschaft bis jetzt unbemerkt gebliebene Naturerscheinung
kann von jedem Menschen ohne jegliche Vorbereitung oder
Übung beobachtet werden. Sie steht offensichtlich einerseits
mit der Mondwirkung (etwa wie Ebbe und Flut) in Zusam=
menhang, andererseits ist sie die Offenbarung der fein=
stofflichen Atmung auf der grobmateriellen Ebene; augen=
scheinlich ist diese Atmung so stark ausgeprägt, daß ihr
Einfluß bis zum Physischen reicht. Obwohl der „feinstoff=
liche Atem" von jedem beobachtet werden kann, läßt er sich
durch physische Mittel — etwa das Zustopfen des einen Na=
senloches, bzw. Ein= und Ausatmen abwechselnd durch das
linke und rechte Nasenloch, wie es die Inder während der
Atemübungen gewöhnlich tun — unseres Erachtens nicht
ändern oder beeinflussen, da man das Feinstoffliche mit
dem Grobmateriellen nicht erfassen kann. Dies ist ein wei=
teres Beispiel für die Verwechslung des Seelischen mit dem

Physischen, die eher in die Gefilde des Fakirismus als in das Königreich des Göttlichen führt. Wir wollen uns daher mit dieser Abart, die übrigens von den Indern als eine Wissenschaft für sich entwickelt wurde, nicht weiter be= schäftigen und erwähnen sie lediglich am Rande als War= nung vor einer unterschiedslosen Vermischung des Physi= schen mit dem Geistigen, die leider sehr häufig vorkommt und ebenso zu beklagen ist wie das Umgekehrte.

Der ganze Yoga ist eine wissenschaftliche Widerlegung dieser fatalen Verwechslung, und wenn im Yoga auch von einem *ganzen* Menschen als Körper — Seele — Geist gespro= chen wird, so ist dies doch lediglich im Sinne der Einheit der Materie gemeint, die, obwohl überall denselben Geset= zen unterworfen, auf verschiedenen Ebenen in Erscheinung tritt und nur mit den zugehörigen Methoden beherrscht werden kann.

Körperhaltungen und geistige Übungen sind im Yoga eng miteinander verbunden.

Wenn im folgenden die geistigen Yoga-Übungen näher erläutert werden, so setzt das eigentlich voraus, daß alle vorher beschriebenen Körper- und Sitzstellungen einschließlich der Atemtechnik beherrscht werden. Es ist zwar nicht notwendig, diese Reihenfolge streng einzuhalten, doch sollte man bedenken, daß die einzelnen Stufen nur über größere Zeitspannen hinweg erreicht werden.

Eine Einführung in die Yogalehre kann nur eine verkürzte Darstellung der einzelnen Konzentrationsübungen und der Meditation geben, die sich in der Praxis über viele Jahre erstrecken.

Auch diese Übungen beziehen sich eigentlich auf den „fein= stofflichen Körper", also auf die Seele und nicht auf den Geist, wie ihn die Yoga=Lehre kennt. Denn wir verstehen auch unter den geistigen Dingen letzten Endes seelische Regungen, Wün= sche, Vorstellungen und Ideen, da wir uns unter dem Geist nichts von der Seele absolut Getrenntes vorstellen können. Auch unser Ausdruck Entwicklung oder Entfaltung — etwa im Sinne von Wachstum — paßt in diesem Fall nicht, es sei denn, daß wir über den tieferen Sinn dieser Worte nach= denken, denn eine *Entwicklung* setzt ja eine vorherige *Ein= wicklung* in irgendwelche Hüllen voraus, die dann, eine nach der anderen, abgewickelt werden und das eingewickelte Ding *freilegen*. Genauso verhält es sich mit unserem Geist, dem höchsten Selbst (im Gegensatz zum kleinen, un= vollkommenen Selbst unserer Persönlichkeit), der in Mate= rie mehrfach eingewickelt wurde und nun aus einer Schicht nach der anderen — dem physischen, dem feinstofflichen Körper usw. — herausgelöst und auf solche Weise freige= legt werden muß. Im Yoga wird dieses Ziel auf vier Stufen erklommen, die alle unter die Rubrik der geistigen Ent= wicklung (= Ent-Wicklung des Geistes) fallen.

„Entziehung der Sinne"

So heißt die erste Stufe. Die Bezeichnung macht auf den ersten Blick stutzig und verworren. Gibt es denn etwas anderes für unsere Seele als die Sinne, vermittels derer sie die Welt erkennt und so das Geschehen in dieser Welt erst empfinden kann? Wird für uns, falls wir, diesem Gebot folgend, unsere Sinne der Außenwelt verschließen — denn dies ist ja wohl damit gemeint — noch etwas vom Leben bleiben, wenn wir weder sehen noch hören, noch tasten noch schmecken, noch riechen? „Nihil est in intellectu, quod non ante fuerit in sensu" (Nichts ist im Bewußtsein, was nicht vorher den Sinnen war), sagt unsere Schulweisheit, und wenn es uns tatsächlich gelingen sollte, alle Sinne ab= zuschalten, dann bliebe ja in unserem Bewußtsein nichts mehr zurück? Wir können unsere Leser beruhigen — es wird sich nichts derartiges ereignen.

Zunächst setzt zwar die „Entziehung der Sinne" wirklich eine Abschaltung der Außenwelt voraus, aber das soll nicht heißen, daß es die Innenwelt nicht gibt. Darüber hinaus ist die „Entziehung der Sinne" keine Abtötung des Lebens selbst, in dem Sinne, wie wir es kennen und lieben.

Es klingt paradox — aber alles im Yoga klingt paradox, sofern es nicht richtig verstanden wird. Klingt es etwa nicht paradox, daß wir keine Geschenke annehmen und zugleich alles als ein Geschenk des Himmels betrachten sollen? Hört es sich nicht paradox an, daß wir mitten in der körperlichen Anspannung uns entspannen sollen, daß wir durch gren= zenlose Verlängerung von Ein= und Ausatmung den Atem= vorgang verkürzen, bis er schließlich in der Ekstase zum Stillstand kommt, ohne daß es dem Organismus schadet? Ebenso müssen wir durch Entziehung der Sinne sie im Ge= genteil noch schärfen, wie weiter unten gezeigt wird, und schließlich durch Verfolgung der Gedankengänge die Ge= danken selbst aufheben.

Wir wollen diese beiden letzten Vorgänge — die Ent= ziehung der Sinne und die Verfolgung der Gedankengänge

— am besten praktisch erproben, um so den scheinbaren Widerspruch zu beseitigen. Machen wir einen Versuch: Wir schauen auf irgendeinen Punkt an der Wand mit dem festen Vorsatz, nur diesen Punkt — und nichts anderes — zu sehen. Damit wird unser Gesichtssinn allen anderen Objekten entzogen, außer dem gewählten Punkt.

Was geschieht? Wenn wir z. B. auf einen dunkelfarbigen Punkt auf einem hellen Hintergrund schauen, so merken wir, daß bereits nach wenigen Sekunden unser Blick unwill= kürlich wegrutscht. Um den Punkt herum flackert plötzlich, infolge längeren Schauens auf eine und dieselbe Farbe (Punkt), ein Schimmer der komplementären Farbe (rot statt grün, orange statt blau und gelb statt violett — oder umgekehrt) auf (Irradiation) — ein Zeichen, daß unser Blick weggerutscht ist und in demselben Augenblick automatisch zurückgelenkt wird. Dieses Wegrutschen des Blickes wie= derholt sich während der ganzen Dauer unserer Betrach= tung des Punktes. Dies zeigt, daß eine Beschränkung der Sinne auf ein bestimmtes Ding die Tendenz des Wanderns der Sinne hervorruft.

Nun versuchen wir das umgekehrte Experiment: Wir schauen auf irgendein Gesicht, und gehen dabei unentwegt von einer Einzelheit sofort zur anderen über, ohne bei einer dieser Einzelheiten auch nur einen Augenblick innezuhalten. Nach einer Weile zeigt unser Blick — ermüdet durch dieses Umherschweifen — eine deutliche Tendenz, bei irgendeinem Punkt zu bleiben. Wir haben also den umherschweifenden Blick, indem wir ihn unverändert beibehielten, zum Still= stehen gebracht.

Auf Grund dieser eigenartigen Wechselwirkung an sich widersprechender Vorgänge hat man im Yoga seit Jahr= tausenden ein System der geistigen Übungen ausgearbeitet, das unter der Bezeichnung „Entziehung der Sinne" bekannt ist und das mit dem Namen *Trataka* („Herumschweifen zwecks Festhaltens") treffend umschrieben wurde. Man schaut auf das Bild eines Menschen, indem man nur ganz kurz bei einem Auge verweilt, dann geht man zum anderen Auge über, daraufhin zur Nase, zum Mund usw., dann wie= der zurück zum Auge usw., fortwährend den Punkt der Betrachtung wechselnd. Das Ergebnis ist dann ein deutliches

Gefühl von dem Menschen, den dieses Bild darstellt, und die Tendenz des Bewußtseins, bei diesem Gefühl zu verweilen. Dies ist jedoch nur die erste Empfindung. Wenn das Bewußtsein genügend lange bei diesem Gefühl verweilt, so steigen vor unserem geistigen Blick plötzlich einzelne Gesichtszüge dieses Menschen auf — etwa Augen, Nase, Stirn usw. — und schließlich seine ganze Gestalt.

So wird aus dem Herumschweifen ein Festhalten, und aus dem festgehaltenen Ganzen lösen sich dann einzelne Teile, bis schließlich wieder das Ganze in allen Einzelheiten aufleuchtet! Dies ist die Technik der geistigen Yoga=Übungen, die, wie gesagt, in vier Stufen zerfallen.

Zunächst muß das Herumschweifen des Bewußtseins gelernt und beherrscht werden. Zu diesem Zweck machen wir folgende Übung, die uns übrigens die wahren Zusammenhänge zwischen unseren Gedanken und uns selbst klar vor Augen führt.

Übung I

Wir setzen uns in einen bequemen Sessel, ohne Berücksichtigung der im Abschnitt „Sitzstellungen" erwähnten Regeln. In der Hauptsache sollen wir's bequem haben — alles andere ist im Augenblick unwichtig. Dennoch sei entschieden vor einer liegenden Körperstellung gewarnt, denn das Liegen verleitet allzu schnell zum Dösen, und aus einer Entspannung wird bestenfalls eine Schlappheit, schlimmstenfalls ein Nickerchen — aber keinesfalls eine Übung.

Wir entspannen uns, indem wir uns mit dem Rücken behaglich an die Lehne schmiegen und lockern alle Muskelanspannungen, alle Verkrampftheit. Wir sorgen auch dafür, daß man uns für die Dauer der nächsten Viertelstunde nicht stört, weder direkt durch Ansprechen usw. noch durch Geräusche, Gespräch oder Musik. Wir schließen die Augen und versuchen nun, den Gedanken, die uns gerade einfal=

len, vollkommen *freien Lauf* zu lassen. Dies bedeutet, daß wir *keinen* der uns während der nächsten zehn bis fünfzehn Minuten einfallenden Gedanken unterbrechen dürfen, welcher Art er auch sein mag. Alles, was uns gerade einfällt, müssen wir zu Ende denken — wir „spinnen" sozusagen.

Eine scheinbar sehr einfache Sache — und dennoch stellen wir sofort fest, daß es schwierig, ja aufregend ist, unliebsame Gedanken — und sie überfallen uns geradezu mit ungeahnter Tücke, merkwürdige, widerliche, mitunter abscheuliche Gedanken! — nicht zu unterbrechen. Für das Entstehen dieser scheußlichen Gedanken werden Sie keine Erklärung finden — am liebsten möchten Sie sie gleich ausschalten und den ganzen Versuch kurz abbrechen. Bleiben Sie aber eisern dabei — wenigstens zehn Minuten lang. Damit Sie sich nicht unnötig aufregen, können wir Sie beruhigen, indem wir Ihnen versichern, daß diese Gedanken *nicht* zu Ihrem Selbst gehören — es sind durchaus fremde Wesen, die, fremden Leuten gleich, kommen und gehen, Ihr Bewußtsein als vorübergehenden Aufenthaltsort durchziehend.

Sollte Ihnen diese Übung wider Erwarten nicht gelingen, so daß Ihnen überhaupt keine Gedanken einfallen, dann ist das, jedenfalls am Anfang des Trainings, ein sicheres Zeichen, daß Sie sich eigens Mühe gegeben haben, irgendeinen Gedanken festzuhalten. Denn wenn wir umgekehrt versuchen sollten, uns auf einen einzigen Gedanken zu konzentrieren, würden wir feststellen, daß dieser eine Gedanke langsam verglüht und eine drückende Leere seinen Platz einnimmt. Und wenn wir uns noch dazu zwingen, diesen einen Gedanken im Sinn zu behalten, weicht er uns unaufhörlich aus.

Bewiesen ist damit, daß wir uns im Bewußtsein nicht entspannt haben.

Diese erste Übung verlangt von uns jedoch einzig und allein, die Gedanken, die uns zufällig einfallen, um keinen Preis zu unterbrechen, sondern sie stetig abklingen zu lassen. Dann geschieht etwas Seltsames: Die durcheinanderjagenden Gedanken beruhigen sich von Tag zu Tag, d. h. von Übung zu Übung mehr, ihre Seitensprünge werden immer seltener, und mit der Zeit gewinnt man die Fähigkeit, eine Gedankenreihe bis zum Ende zu verfolgen. Dieser Zustand erinnert an ein bekanntes Märchenmotiv: Ein wildes Roß wird bestiegen, doch der Reiter setzt sich umgekehrt in den Sattel, d. h. mit dem Rücken nach vorn, und hält sich am Schweif des Rosses fest. Nun jagt das wilde Tier davon und schleppt ihn mit über Berg und Tal, durch Dickicht und Morast — er muß sich nur festhalten und darf nicht zu Boden fallen... Dieses Roß sind unsere rasenden Gedanken, die sich in ähnlicher Weise allmählich austoben und müde jagen.

Aber wir brauchen nicht so lange zu warten, bis sich die Gedanken völlig erschöpft haben. Wir machen die zweite Übung, die zugleich auch eine Prüfung der Wirksamkeit der ersten Übung ist.

Übung II

Wiederum sitzen wir in einem bequemen Sessel und entspannen uns völlig. Mit geschlossenen Augen stellen wir uns den Weg vor, den wir täglich zu unserer Arbeitsstätte oder sonstwohin zurücklegen. Wir dürfen dabei nicht über kleinere Einzelheiten dieses Weges, den wir ja in allen Einzelheiten genau kennen, hinwegspringen, gleich einem Gulliver im Lande der Liliputaner, sondern wir gehen in Gedanken den Weg Schritt für Schritt und vergegenwärtigen uns alles, was wir zu Gesicht bekommen hätten, wären wir wirklich dieses Stück zu Fuß gegangen. Dabei versuchen wir um jeden Preis, unsern eingebildeten Spaziergang nicht einmal für einen Augenblick zu unterbrechen. Eines müssen wir noch beachten: sollten wir — und dies geschieht am Anfang bereits nach wenigen Augenblicken — durch irgendeine Ablenkung von dem eigentlichen Weg abkommen und uns in einen „Seitensprung", in ein damit in keinem Zusammenhang stehendes Detail verirren, so verlassen wir den ursprünglichen Weg und verfolgen diesen neuen, wohin immer er uns führen mag. Irgendwo bleiben wir dann stehen und werden zurück zu unserem alten Weg finden — dann setzen wir diesen fort, bis zur nächsten Ablenkung.

Die Häufigkeit der Ablenkungen zeigt uns, wie weit wir noch von der zweiten Stufe der geistigen Übungen, der

Konzentration, entfernt sind. Und es empfiehlt sich, nicht eher damit anzufangen, als bis wir den uns bekannten und von uns gewählten Weg in Gedanken *unbeirrt*, also ohne eine einzige Ablenkung, zu gehen imstande sind. Zu beach= ten wäre dabei noch, daß dieser gedankliche Spaziergang ungefähr *dieselbe* Dauer haben muß wie der wirkliche.

So gelangen wir durch Verfolgung einer ganzen Reihe von Gedanken (Vorstellungen) seltsamerweise immer mehr zu der Fähigkeit, an einem einzigen Objekt, sei es Gefühl, Vorstellung oder Bild, festzuhalten, und der Zweck der ersten Stufe, die „Entziehung der Sinne" (das Zurückziehen der Sinne von mehreren Eindrücken), mit anderen Worten, das Verweilen bei einem einzigen Eindruck, ist erfüllt.

Konzentration

Haben wir die Fähigkeit, aus der *Verfolgung* verschie= dener, spontan eintretender Eindrücke eine ununterbrochene *Folge* zusammenhängender Eindrücke zu bilden, so sind wir reif zum nächsten Schritt, der Konzentration. Wir ent= fernen uns immer mehr von dem unzusammenhängenden (weil ständig unterbrochenen) Wirrwarr der ersten Übung der vorhergehenden Stufe, der dem Gekritzel eines Kindes mit buntem Stift auf ein Stück Papier gleicht. Stellen Sie sich eine Grammophonplatte vor: ihre Rillen ordnen sich in eine regelmäßige, zum Mittelpunkt (Zentrum!) strebende, sich verengende Kreislinie. Damit haben Sie die beste Illu= stration zu unserer Übungsweise: die Bewegung der Kon= zentration *strebt spiralförmig dem Zentrum zu.*

Dies können wir wiederum mit einem praktischen Bei= spiel, das zugleich die erste Übung dieser Stufe bildet, an uns selbst erproben. Wir wollen dabei den am häufigsten ge= machten Fehler vermeiden und uns nicht, wie es immer wieder versucht wird, auf einen Gedanken oder eine Idee konzentrieren, denn dies wäre, jedenfalls am Anfang, ,ver= lorene Liebesmüh'. Wir wählen als „Zentrum" unserer Konzentration das einzig Geeignete: das *Gefühl.*

Wir reiben unsere Nasenspitze einige Sekunden lang oder zupfen uns leicht daran. Dann versuchen wir, uns in dieses Gefühl der Nasenspitze zu vertiefen. Dies bedeutet nicht, daß wir auf die Nase schauen (schielen), noch daß wir sie uns vorstellen, nicht einmal, daß wir an sie denken sollen. Wir *fühlen* die Nasenspitze — das ist alles. Dabei können wir im Hintergrund beliebige Gedanken haben, wir können sogar später auf Fragen antworten, ohne dieses Gefühl zu verlieren.

Und nun kommt wieder eine Überraschung: Aus diesem Gefühl entsteht eine ganze Reihe verschiedener Nuancen, ebenso wie es bei unseren früheren Übungen mit den Ge= danken der Fall war. Wir müssen jetzt ebenfalls diese Reihe verfolgen, ohne Unterbrechung oder Ablenkung, etwa zehn bis fünfzehn Minuten lang. Dabei merken wir sofort ein Hindernis, das unsere Bemühungen ernsthaft zu stören droht — unser Atem stockt, und wir haben das Gefühl, daß wir ersticken. Es passiert jedoch nichts derartiges — im Ge= genteil: wir wenden die bereits gelernte Atemweise, den *ununterbrochenen Atem* (s. Seite 97) an, und die Gefahr ist behoben. Aus dem Hindernis wird eine brauchbare Stütze, denn das Gefühl der Nasenspitze ruft das durchaus natürliche *Riechvermögen* hervor, als ob uns soeben gesagt worden wäre, daß ein zarter Duft in der Luft zu spüren sei. Um diesen Duft wahrzunehmen, ziehen wir langsam Luft in die Nase.

Wir üben auf diese Weise täglich, ohne einen einzigen Tag auszulassen. Sollte dies doch einmal der Fall sein, so reißt unweigerlich „der Faden" ab, und wir müssen ganz von vorn anfangen. Diese Bedingung: *jeden Tag ohne Un= terlaß* zu üben, ist die einzige Schwierigkeit, der wir be= gegnen.

Ferner ist erwünscht, jeweils um *dieselbe* Tageszeit zu üben, damit ein gleichbleibender Rhythmus entsteht und die Zeit bis zum Effekt der Übung möglichst verkürzt wird.

Das Gesetz des Rhythmus ist uns bereits bekannt.

Die für die Übungen der Konzentration günstigste Zeit ist, wie die Erfahrung lehrt, eine halbe bis eine Stunde nach dem Frühstück, wenn das Bewußtsein einerseits hell wach und nicht mehr schlafbefangen wie gleich nach dem Aufstehen ist, und andererseits noch nicht müde nach der Arbeit des Tages, wie es am Abend zu sein pflegt. Auch unmittelbar nach dem Essen die Konzentration zu üben, ist nicht zu empfehlen, da der ununterbrochene Atem sich nur auf nüchternen oder leeren Magen einschalten läßt — und ohne diese Atmung wird es mit der Konzentration nicht richtig klappen. Ebenso schwer fällt es, sich unmittel= bar vor dem Essen zu konzentrieren, wenn der Magen vor Hunger knurrt.

Die beste Zeit ist also etwa eine Stunde nach dem Früh= stück bis eine halbe Stunde vor dem Mittagessen. Je näher zum Abend, um so müder wird man von dieser Übung, und sie wird dann eher zum Dösen verleiten, als zum Erfolg führen.

Wie der Leser sieht, ist diese Übung ziemlich launisch und anspruchsvoll, dafür ist aber der Erfolg um so ersprieß= licher und belohnt ihn reichlich für jede aufgewandte Ener= gie und Mühe. Abgesehen von einer merklichen Stärkung der Willenskraft — denn Willenskraft ist ja nichts anderes als Konzentration des Bewußtseins — und einer bedeuten= den Besserung des Gedächtnisses — alles, was wir uns mer= ken wollen, bleibt uns auf lange Jahre hinaus gegenwärtig — erlangen wir noch eine besondere Fähigkeit, vergleichbar dem märchenhaften Zauberwort: „Sesam, öffne dich", das wie ein *magischer Schlüssel* sämtliche Türen der verborge= nen Welt zu öffnen vermag. Dies ist keineswegs eine über= triebene Versprechung. Der Leser, der uns bis hierher ge= folgt ist, wird uns bald bestätigen, daß das Resultat der Konzentrationsübung wahrhaft wie ein Zauber wirkt, vor= ausgesetzt, daß man den „Faden" dieser Übung — hier also das hauchfeine Gefühl der Nasenspitze (vielmehr des Rie= chens) — mit allen darauffolgenden Gefühlen solange „hin= aufzieht", bis auch das starke und durchaus faßbare „Seil" ergriffen werden kann.

Was ist nun das „Seil" dieser Übung?

Der erste Effekt, der nicht lange auf sich warten läßt und bereits am nächsten Tage gespürt wird, ist ein deutlich wahrnehmbares Kribbeln in der Nasenspitze, das von Tag zu Tag stärker, ja sogar fast schmerzhaft empfunden wird. Ist dies erreicht, dann ist das Ziel nahe. Im allgemeinen erfordert es nur einige (vier bis zwanzig) Tage vom Anfang bis zum Effekt. Und dann kommt es wie ein Blitz aus heiterem Himmel: uns schwebt plötzlich ein wunderbarer, „himmlischer" Duft entgegen, der zwar verschwindet, uns aber in eine ekstatische Freude versetzt, die noch stundenlang nachklingt. Über die Herkunft und die Natur des Duftes tappen wir völlig im dunkeln, und alles Suchen nach seiner vermeintlichen Ursache bleibt erfolglos — der Duft geht nicht von der nächsten Umgebung aus und ist auf keinen bekannten Gegenstand zurückzuführen. Aber er war da, ohne jeden Zweifel, und wenn wir die Übung weiter fortsetzen, kommt er unweigerlich zurück, wenn auch erst nach Tagen, so doch eher als das erstemal, und bleibt einen Augenblick länger. Wieder verschwindet er und kommt nach noch kürzerer Pause von neuem — bis er schließlich schon nach einer oder zwei Sekunden Konzentration da ist und später sogar mehrere Minuten dauert. Dann sind wir imstande, ihn überall, wo es uns beliebt, hervorzuzaubern — auf der Straße, in einer Menschenmenge usw. ja noch mehr: wenn wir nicht locker lassen und die Übung immer weiter fortsetzen, so kommt er selbst ohne Übung, etwa bei einer körperlichen Anstrengung, bei den Atemübungen, bei sonstiger Konzentration, und sogar wenn wir uns völlig entspannen — körperlich und geistig. Wir sind im Besitz eines Wundermittels; wenn es irgendwo unangenehm riecht oder einfach, weil wir es uns wünschen, kommt es zu uns und bleibt auf unser Geheiß da, solange wir wollen.

Auch die Natur des Duftes, übrigens am Anfang bei allen Menschen, soweit die Experimente gezeigt haben, dieselbe, wechselt nach Tagen (nicht Wochen oder gar Monaten) zu einem *gewollten* Geruch hinüber, so daß wir nun, anstatt einen spezifischen äußerst angenehmen heißen Duft zu verspüren, nach Belieben Houbigant, Coty, Chanel, Quelques Fleurs u. a. Parfümarten oder Blumendüfte wahrnehmen — wir brauchen nur zu wünschen.

Aber auch das ist noch nicht alles. Wenn wir noch weiter üben, stellen wir fest — und diese Feststellung wird uns weit wichtiger erscheinen als alle bisherigen Erfahrungen zusammengenommen —, daß wir es diesmal vermocht haben, einen Geruch wahrzunehmen, der in einer bestimmten Entfernung von uns ist, sagen wir, in einem anderen Zimmer oder Haus, in so weitem Abstand, daß er normalerweise von keinem Menschen, nicht einmal von einem Spürhund hätte entdeckt werden können. Wir haben also *den Raum* und seine Beschränkung *überwunden*.

Weitere Experimente dieser Art werden uns zeigen, daß wir imstande sind, feinstoffliche Schwingungen in bezug auf Gerüche wahrzunehmen, ohne uns des betreffenden Sinnesorgans zu bedienen. Wie erklärt sich dieses Phänomen? Selbst wenn wir die Geruchswahrnehmungen der ersten Stufe (einen spezifischen Geruch, ein Mittelding zwischen der Räucherung der siamesischen Myrrhe — styrax benzoin — und der Tuberose oder Parfüm) oder der zweiten Stufe (beliebig gewünschten Duft) als eine Art Sinnestäuschung (Halluzination) zu bezeichnen geneigt wären, müssen wir zugeben, daß wir es auf der dritten Stufe (Wahrnehmung von *wirklichen*, wenn auch weit entfernten Gerüchen) mit tatsächlich vorhandenen, nicht etwa eingebildeten Dingen zu tun haben. Diese Wahrnehmung kommt so zustande, daß wir bei einer Konzentration auf das Gefühl der Nasenspitze, vielmehr auf das Gefühl des Riechens, in welches sich das erste Gefühl praktisch verwandelt, eine Art feinstofflicher Strömung, etwa wie eine Nervenströmung, hervorrufen, die fortwährend gesteigert wird und eine derart starke Intensivierung erfährt — dadurch erklärt sich das Kribbeln in der Nasenspitze —, daß sie auszustrahlen beginnt; diese Ausstrahlung erreicht schließlich das äußerste Ende des Riechnervs (oberhalb des Gaumens) und reizt allmählich den Riechnerv, bis er für die sonst unwahrnehmbar feinen Ausdünstungen (des Objekts) empfänglich wird.

Dies scheint die einzig plausible physiologische Erklärung für das geschilderte Phänomen zu sein. Der Einwand, es handle sich um Halluzination oder Sinnestäuschung, wird jedenfalls dadurch völlig entkräftet, daß man die Wirklichkeit der wahrgenommenen Düfte beliebig oft nachprüfen kann.

Wenn dem so ist, muß man in der praktisch nachgewiesenen menschlichen Fähigkeit zur Fernwahrnehmung viel mehr sehen als ein amüsantes Experiment oder einen angenehmen Zeitvertreib. Dieses „Fernriechen", wie wir es mit Recht bezeichnen können, sprengt die seit Jahrtausenden in unserem Denken verankerte, von unserer Philosophie und Wissenschaft aufgestellte und bisher unwidersprochene Behauptung, daß all unsere Sinneswahrnehmungen räumlich begrenzt seien und die daraus folgende Erkenntnis der Welt diese Schranken nicht überspringen könne. Wenn jedoch dieser Auffassung der Wissenschaft die experimentell festgestellte und auch theoretisch von den bestehenden physiologischen Gegebenheiten abzuleitende Dehnbarkeit wenigstens einer unserer Sinneswahrnehmungen (des Geruchs) entgegengehalten wird, so ist damit auch die bis jetzt als unantastbar betrachtete These von der Beschränkung unserer Erkenntnis auf die Ergebnisse, die uns die Sinneswerkzeuge liefern, erschüttert. Denn diese *eine* Möglichkeit der Ausdehnung unserer Sinneswahrnehmungen — und folglich auch unserer Erkenntnis — setzt logischerweise voraus, daß auch *alle anderen Sinne,* weil sie demselben physiologischen Gefüge angehören, für eine ähnliche Ausdehnung ihrer Bereiche geeignet sein müssen.

Um diese überaus wichtige Schlußfolgerung auch praktisch unter Beweis zu stellen, machen wir noch eine weitere Übung.

Übung II

Ähnlich vorgehend wie in Übung I, konzentrieren wir uns auf unsere Zungenspitze: wir reiben sie einige Sekunden lang an den Zähnen, um sie zu „fühlen". In dieses Gefühl wollen wir uns vertiefen, unter Anwendung derselben Atemweise wie bei der Übung mit der Nasenspitze (ununterbrochener Atem). Das erste, was wir dabei verspüren, wird ein eigenartiges Kribbeln in der Zungenspitze sein, etwa als prüfte man die Brauchbarkeit der Batterie einer Taschenlampe mit der Zunge. Dieses Kribbeln, ähnlich wie in dem Experiment mit dem Geruch, wird von Tag zu Tag stärker, ja fast schmerzhaft, und siehe da: es kommt wieder eine „himmlische" Wahrnehmung — ein wunderbarer, süßer *Geschmack.* Dieses Phänomen, vorausgesetzt daß wir es *nach* der Erlangung des „himmlischen" Geruchs erleben, zeigt sich in verhältnismäßig kürzerer Zeit, da wir anscheinend bereits bei der vorhergehenden Übung eine gewisse Fertigkeit in der Konzentration erworben haben. Hätten wir dagegen unmittelbar mit dieser Übung begonnen, so wären wir einer zusätzlichen Mühe mit der Atmung begegnet. Auf jeden Fall ist diese neue Übung (Geschmack) etwas schwerer und wird deshalb erst an zweiter Stelle empfohlen.

Die Stufen, die man dabei erreicht, sind die gleichen: zunächst ein äußerst angenehmer Geschmack, dann ein beliebig auf Wunsch erzeugter Geschmack und schließlich ein wirklicher Geschmack, den wir unabhängig von der Entfernung feststellen können. Dieses zweite Experiment mit dem „Fernschmecken", wobei übrigens noch ein weiteres Merkmal hinzukommt — das *Sättigungsgefühl,* das längere Zeit vorhält und somit die Empfindung der wirklichen Wahrnehmung noch wesentlich steigert — bestätigt unsere Annahme der Dehnbarkeit auch anderer Sinneswahrnehmungen. Wir haben also eine zweite entscheidende Bresche in die bislang feststehende Anschauung von der räumlichen Beschränktheit aller unserer Sinneswahrnehmungen und der daher rührenden Erkenntnisse geschlagen. Nun können wir mit an Sicherheit grenzender Wahrscheinlichkeit auf den gleichen Charakter auch aller übrigen Sinne als Quellen unserer Erkenntnis — des Gefühls (Tastsinns), des Gehörs und des Gesichts — schließen. Dies bedeutet nicht mehr und nicht weniger, als daß unser *Wissen nicht begrenzt* ist, mit anderen Worten, daß unser Geist, wenn es ihm gelingt, sich von den Banden und Schranken der Materie (des grobstofflichen Körpers) zu befreien, und sei es nur für kurze Zeit, alles im ganzen Weltall wahrzunehmen: zu sehen, zu hören, zu betasten, zu schmecken und zu riechen, in einem Wort zu wissen vermag. Das heißt, daß unser Geist, wie uns dies die indische Yoga=Lehre erklärt hat, seiner Natur nach wirklich *allwissend* ist und nur, solange er im Körper weilt, durch die Beschränkungen der Materie — jedenfalls soweit sie räumlich sind — auch selbst als beschränkt erscheint.

Die beiden oben beschriebenen Konzentrationsübungen, so unwichtig und albern sie vielleicht auf den ersten Blick erscheinen, stellen diese Lehre unter Beweis und bedeuten deshalb den wirklichen Yoga — alles Vorhergehende ist eigentlich nur eine Vorbereitung darauf. Sie dürfen demnach nicht auf die leichte Schulter genommen werden, sondern sollen den Grundstein für weitere Übungen der Konzen= tration bilden, mehr noch: Da der von ihnen ausgelöste Effekt, das „Fernempfinden", immer im Augenblick des völligen Sichvergessens und der Unterbindung der Atem= tätigkeit (ein typisches Merkmal der Meditation) eintritt und von einer eigenartigen ekstatischen Freude begleitet wird, schließen diese beiden Übungen im „Fernriechen" und „Fernschmecken" nicht nur Konzentration, sondern auch die weiteren Stufen, Meditation und Ekstase, ein. („Ekstase" heißt ja „Sich=aus=den=Sinnen=bringen", Überschreiten der gewöhnlichen Sinneswahrnehmungen, wie wir noch sehen werden.) Sie stellen somit nicht nur den Anfang des wirk= lichen Yoga, sondern den ganzen Yoga dar und können uns aus diesem Grund bei allen weiteren Übungen als Weg= weiser sehr nützlich sein. Wir wollen deshalb die Erkennt= nisse, die wir aus diesen beiden Übungen gewonnen haben, nunmehr bei den nächsten Übungen anwenden. Als neue grundlegende Übung wählen wir die *Erweiterung des Ge= sichtssinnes*, da er für uns als der wichtigste und umfas= sendste unter allen Sinnen erscheint.

Übung III: Konzentration auf die Augenbrauenmitte

a) *Art der Konzentration.* Was man die Stelle zwischen den Augenbrauen nennt, bedeutet praktisch nichts anderes als einfach das Dunkel vor (geschlossenen) Augen in Höhe der Augen (nicht Augenbrauen!). Manche Yoga=Autoren verlangen in diesem Zusammenhang, daß der Blick auf diese Stelle oder auf die Nasenspitze gerichtet bleibe. Dies ist jedoch ein grober Unfug und kann statt zur Kon= zentration zum Schielen führen! Man braucht nur vor sich hinzuschauen — das ist alles. Wenn die Augen entspannt sind, drehen sie sich von selbst etwas nach oben (wie jedesmal im Schlaf) – dies mag die ursprüngliche Be=

deutung der später mißverstandenen Bezeichnung gewesen sein. Das Dunkel vor geschlossenen Augen ist nie gleich=mäßig schwarz, sondern zeigt eine merkwürdige Bewegung leichtschimmernder, undefinierbarer Gestalten. In dieses Schimmern muß man nun hineinschauen, als ob man so=gleich etwas darin erblicken wolle. Dies muß ein *ununter=brochenes* Sehen=Wollen sein, ebenso ununterbrochen wie die Atmung, ja noch mehr: man muß sich in dieses Gefühl des Sehen=Wollens langsam aber beständig *vertiefen*.

b) *Atmung.* Wie schon erwähnt, muß man den *ununter=brochenen Atem* einschalten. Im übrigen braucht man sich nicht darum zu bemühen, diese Atemweise gewaltsam bei=zubehalten, da der ununterbrochene Atem früher oder später automatisch in den *unmerklichen Atem* übergeht, und dann nimmt die Meditation ihren Lauf. Solange die Atmung un=unterbrochen ist, befindet sich das Bewußtsein im Konzen=trationszustand, und währenddessen kann keine Gesichts=wahrnehmung („Ferngesicht") stattfinden. Jegliche „Fern=wahrnehmung" erfolgt in der Regel nur im Zustand der vollständigen Entspannung des Bewußtseins, mit der eine ebensolche Entspannung des Körpers und der Atmung Hand in Hand geht. Der Leser erinnere sich an das auf Seite 17 Gesagte über die Widerspiegelung der Welt in der glatten Oberfläche des Bewußtseins=Sees als Ziel des Yoga. Ist diese Oberfläche noch getrübt, so können zwar Bruch=stücke der ganzen Landschaft widergespiegelt werden, sie erscheinen jedoch verzerrt und entstellt. Dies erklärt übri=gens, warum alle Gesichte, die vor der vollkommenen Glät=tung der Seeoberfläche entstanden sein mögen, zu Trug=schlüssen führen können — die erste und zum Teil auch die zweite Stufe trügen *immer* und werden deshalb in der Regel für Sinnestäuschungen (Halluzinationen) gehalten, was jedoch nicht den Tatsachen entspricht, wie wir noch zeigen werden.

c) *Sitzstellung.* Am zweckmäßigsten ist der *Lotossitz.* Gelingt er nicht, ist die nächstbeste Sitzstellung, der *Freie Sitz*, zu empfehlen, wenn man auf weicher, und der *Yajna=valkya-Sitz* (s. Seite 76), wenn man auf harter Unterlage sitzt. Sollte keiner dieser Sitze für die Dauer von fünfzehn bis zwanzig Minuten gelingen — und zwar so, daß man

wirklich entspannt ist und weder Schmerzen noch Unbe=
hagen empfindet — so bleibt nur entweder der Fersensitz
oder der Maitreya=Sitz (europäische Sitzweise mit über
Kreuz gelegten Unterschenkeln). Die Hände hält man ent=
weder auf den Knien oder, später, zusammengefaltet auf
dem Schoß*. Auf keinen Fall darf man Konzentrationsübungen im Liegen machen, allein schon deshalb nicht, weil
sich bei der Konzentration die Tendenz bemerkbar macht,
den Kopf leicht zu heben; dadurch spannen sich sofort die
Halsmuskeln an, was die allgemeine Entspannung des Kör=
pers stört und sogar Kopfschmerzen verursachen kann. Nicht
zuletzt läßt sich auch der Atem, wie bereits erwähnt, schwer
beherrschen. Weder Atemübungen, noch Konzentration, noch
Meditation sind im Liegen zu empfehlen — und wer sich
trotzdem ausstreckt, weiß nicht Bescheid oder handelt wider
besseres Wissen.

d) *Zeit.* Die beste Tageszeit für Konzentrationsübungen
ist *um den Mittag,* jedoch weder nach dem Mittagessen, noch
unmittelbar davor. Alle indischen Yoga=Autoren empfehlen
den frühen Morgen (um Sonnenaufgang). Dies ist jedoch
für Abendländer auf Grund ihrer ganzen Lebensweise und
Zeiteinteilung denkbar ungeeignet, denn jeder Mensch ist
bei uns unmittelbar nach dem Aufwachen mehr oder minder
schläfrig. Selbst wenn er sich selbst schon wach vorkommt,
ist sein Bewußtseinszentrum noch träge. Dies erkennt man
daran, daß man für den sonst bereits nach einigen Minuten
erreichbaren Effekt der Übung etwa eine bis zwei Stunden
braucht, wenn man sie am frühen Morgen macht. In Indien,
wo man früh schlafen geht, ist man schon lange vor Sonnen=
aufgang wach, macht seine rituellen Waschungen, darauf
folgen die Gebete und Yogaübungen (Körperstellungen und
Atemübungen), und erst dann kommen Konzentration und
Meditation an die Reihe — praktisch also, wenn das Be=
wußtsein schon längst hellwach ist. Anders im Westen, wo
wir die halbe Nacht aufbleiben. Wenn wir gesagt bekom=
men, eine Yoga=Meditation lasse sich am besten morgens

---

* Wenn man auf der Matte am Boden sitzt, empfiehlt sich noch folgende
Sitzstellung: ein (am besten das rechte) Bein ausstrecken, das andere eingeknickt mit der Fußsohle an die Innenseite des Oberschenkels gedrückt
halten (Ganesa-Sitz).

früh zwischen 4 und 6 Uhr machen, so stehen wir kurz vor dieser Stunde auf, und gleich danach fangen wir unter ständigem Gähnen und Recken des ganzen Körpers bereits mit der Meditation an. Kann unter solchen Umständen eine längere Konzentration oder Meditation dem halbverschla=fenen Geist etwas nutzen? Die praktische Erfahrung beweist das Gegenteil, da der noch schläfrige Übende gegen Ende der Konzentrationsübung fast zum Umfallen müde ist. Auf diese Weise vergehen oft wertvolle Monate und Jahre ohne jeglichen Erfolg, da eine richtige Übung zunächst Konzen=tration und dann Meditation umfaßt, die von Ekstase ge=krönt sein soll. Statt Konzentration entsteht jedoch Über=müdung, statt Meditation die Neigung zum Dösen, und von der Ekstase ist überhaupt keine Spur zu merken. Das ganze bringt nichts ein als Zeitverlust und Kraftvergeudung, bis man den Grund seines Versagens endlich entdeckt und eine spätere Tageszeit für die Übungen wählt.

e) *Dauer.* Von der Konzentrationsdauer hängt die Zeit ab, die man für den Effekt in der Übung braucht. Ist bei der verhältnismäßig leichteren Konzentration auf Nasen= bzw. Zungenspitze und einer Übungsdauer von fünfzehn bis dreißig Minuten täglich der Effekt bereits nach zwanzig Tagen zu erwarten, so muß bei der Konzentration auf die Augenbrauenmitte eine doppelt so lange Zeit bei derselben Übungsdauer aufgewendet werden, und zwar proportional dem Quadrat der Verkürzung der Dauer: Derjenige, der imstande ist, die Konzentration volle zwei Stunden durch=zuhalten, erlebt den Effekt schon am Ende dieser Übung. Wer jedoch die Dauer auf ein Viertel der Zeit verkürzt, d. h. nur eine halbe Stunde übt, wird voraussichtlich den Effekt nicht etwa nach 4 Tagen, sondern erst nach $4^2=16$ Tagen, bei viertelstündiger Dauer nach $8^2=64$ Tagen, er=reichen.

Diese Zahlen sind nur annähernd richtig, da ja die Kon=zentrationsfähigkeit mit der Übung wächst und somit die Zeit bis zum Eintreffen des Effekts verkürzt wird — und umgekehrt: beim Sinken der Konzentrationskraft verlängert sich entsprechend die Zeit. Immerhin zeigt diese Berechnung mit einiger Wahrscheinlichkeit die Zeit an, nach der die Wirkung etwa eintreten wird. Wenn sie ausbleibt, dann liegt vermutlich ein Fehler oder Mangel in der Ausführung der Übung versteckt, der herausgefunden und beseitigt werden muß. Der weitaus schlimmste Fehler, den man begehen kann, ist die *Unterbrechung* der Übungen, und sei es nur für einen Tag, denn man wird dadurch so zurück= geworfen, daß man seine bisherige Position kaum noch zu ermitteln vermag und am besten wieder von vorn anfängt. Andererseits lehrt die Erfahrung, daß es nicht ratsam ist, die Dauer der Übung über die eigene Fähigkeit hinaus aus= zudehnen, da mehr als eine Viertelstunde Konzentration, wenigstens am Anfang, lediglich zur Ermüdung führt und die Übung ihren Zweck verfehlt. Wir wollen deshalb bei einer Dauer von zwanzig Minuten bleiben: fünfzehn bis sechzehn Minuten entfallen auf die Konzentration, und die restlichen vier bleiben der Meditation vorbehalten.

Meditation

Wodurch unterscheidet sich die Meditation von den Übungen, die wir bis jetzt betrieben und als Konzentration des Bewußtseins bezeichnet haben? Was versteht man unter Meditation? Über diesen Punkt und über den Unterschied zwischen Meditation und Konzentration herrscht eine ziem= lich einheitliche Meinung, sie ist aber so weit von der Wahr= heit entfernt, daß es zweckmäßig erscheint, alle Mißver= ständnisse zu beseitigen und den Leser über diese Fragen gründlich aufzuklären.

Der klassische Yoga=Text von *Patanjali* (Yoga=Sutra) be= zeichnet Konzentration als

„Festbindung des Bewußtseins an eine Stelle",

beispielsweise an (das Gefühl der) Nasenspitze, Zungen= spitze usw. Die Meditation dagegen wird als

„Ausdehnung des auf diese eine Stelle gerichteten Denkens"

bestimmt.

Somit ist Meditation keineswegs das „Nachdenken" über einen Gegenstand, sagen wir, einen Apfel, wobei man sich über seine äußere Form, Farbe, Größe, Herkunft usw. Ge= danken machen soll, wie häufig von den Indern selbst emp=

fohlen wird, noch ist sie eine geistige Betrachtung der Teile des Gegenstandes, in der Form etwa, wie man ein Bild betrachtet — zunächst die Augen, dann die Nase, dann den Mund, dann die Wangen usw. usw., immer in gleicher Reihenfolge noch und noch, wie es fast in jedem Yoga=Buch als Meditations= übung angegeben wird. Eine solche Betrachtung kann, wie wir gesehen haben (siehe Seite 104), höchstens zur „Ent= ziehung der Sinne" oder vielmehr zur ununterbrochenen Aneinanderreihung von Vorstellungen führen, also besten= falls als Vorbereitung zur Konzentration und späteren Me= ditation nützlich sein, ist jedoch an sich noch keine Medi= tation, nicht einmal eine Konzentration. In diesem Miß= verständnis dürfte der Grund für das so häufig beobachtete Versagen der „Meditation" liegen. Die richtige Meditation ist dagegen eine weitere Vertiefung und Ausdehnung der Konzentration, wobei man nach einem anderen klassischen Text (Gheranda=Samhita) Atmung und Bewußtsein für längere Zeit auflösen muß.

Daraus folgt, daß Meditation eigentlich eine höhere Form der Konzentration ist, in welcher der bis dahin ununter= brochene Atem nun *unmerklich* („aufgelöst") wird, ebenso wie das Bewußtsein sich *entspannt* (die vorhergehende Kon= zentration ist eine Anspannung des Bewußtseins). Wenn nun die Entspannung (Laya) der beiden einander entspre= chenden Lebensvorgänge — der Atmung und der Bewußt= seinstätigkeit — den Gipfel erreicht hat, so daß der Atem vollständig verharrt und das Bewußtsein sich selbst verliert, kommt die Ekstase, die Verzückung, in der das „Ding an sich" erkannt wird. Dies wird in dem klassischen Text *Yoga=Sutra* folgendermaßen ausgedrückt:

„Wenn nun durch diese (Meditation) nur das Ding an sich erhellt, gewissermaßen unter Verlust seiner eigenen Form, ist es Ekstase." (Y. S. III, 3)

Und weiter sagt dieser Text:

„Diese drei (Konzentration, Meditation und Ekstase), auf ein und dasselbe Ding gerichtet, bilden die Versenkung (Samyama)."
„Deren Beherrschung (erschließt dem Yogi) die Welt der Erkenntnis." (ebenda III, 4—5)

Somit ist Meditation lediglich ein Teil eines einzigen geistigen Vorganges: der Versenkung, deren Anfang Konzentration und deren Abschluß Ekstase ist, zwei aufeinander folgende Zustände, die sich lediglich durch den Grad der *Entspannung* des *Denkens* und der *Atmung* unterscheiden.

Fassen wir kurz zusammen: Wie wir auf S. 105 bemerkt haben, besteht die Technik der geistigen Übungen zunächst aus dem *Herumschweifen* (des Blickes oder der Gedanken) — dies ist die sogenannte „Entziehung der Sinne". Aus dem Herumschweifen erwächst das *Festhalten* an einem Punkt: die Konzentration. Aus diesem Festhalten entsteht dann wiederum das *Aneinanderreihen* einzelner Eindrücke — dies ist die Meditation. Und wenn auch dieses Aneinanderreihen genügend verfolgt wird (nach dem merkwürdigen Gesetz der Wechselwirkung, in dem sich das kosmische Gesetz der Schöpfung und des Unterganges spiegelt — eine andere Form von Analogie und Rhythmus: „eins — viele — eins — viele" usw.), führt es auf die höchste Stufe, zur Aufhellung des „Dinges an sich"; dies ist die Ekstase.

Die Versenkung (Samyama) ist also der Gegenstand der geistigen Yoga-Übungen. Der ganze Yoga kann in diesem Sinne als eine vierfache Art der Anwendung des einen Grundprinzips des *Yama* bezeichnet werden:

a) *Yama* („Selbstbezwingung") als solches, die Zusammenfassung der ethischen Gebote (siehe Seiten 11—13).

b) *Ni-yama* („Einschränkung") als Verhaltungsmaßregeln (siehe Seiten 23—25) in bezug auf äußeres Leben.

c) *A-yama* („Ausdehnung"), erstens als Dehnung einzelner Körpermassen (Körperstellungen), zweitens als Dehnung (Spannung) der kosmischen Energie (Prana) in der Wechselwirkung ihrer beiden feinstofflichen („magnetischen") Ströme in diesen Körperstellungen und darüber hinaus als Dehnung der Atmung (Atemübungen).

d) *Sam-yama* („Versenkung") als Zusammenziehung der vielen Eindrücke auf einen einzigen, wobei zunächst die „Entziehung der Sinne" geübt wird, bis der eine Eindruck sich festhalten läßt: die Konzentration, dann die Vertiefung in diesen einen Eindruck, der wiederum viele entstehen läßt: die Meditation, die nochmals die Zusammenziehung auf ein einziges Ding, das „Ding an sich", die Ekstase, bewirkt.

Kommen wir nun zur praktischen Ausführung der Meditation, als Vertiefung in das *eine* Ding (Gefühl oder Vorstellung), aus welcher ein Aneinanderreihen der Einzelheiten spontan entstehen soll. Wie wir wissen, muß auch der Atem sich allmählich auflösen. Wie erreicht man das?

Aus der Praxis des ununterbrochenen Atems haben wir gelernt, daß dabei das Überwiegen der Einatmung die Hauptrolle spielt, worauf nach einer Weile von selbst das Überwiegen der Ausatmung folgt, während der ganze Atmungsvorgang immer *unmerklicher* wird — daher auch die Bezeichnung. Dies ist also die Technik der Meditation: *Konzentration in Verbindung mit dem unmerklichen Atem* (siehe Seite 98, Übung VI). Sie werden zu Ihrer Überraschung feststellen, daß sich das Bewußtsein dabei unmöglich anspannen läßt — im Gegenteil: es wird immer mehr *entspannt*, je länger Sie ausatmen.

Wiederholen wir, was wir uns im Laufe der Untersuchungen Schritt für Schritt erarbeitet haben.

Grundsätzlich können wir sagen, daß jede geistige Yoga-Übung (Versenkung) sich eines einzigen Mittels, nämlich der Atmung, bedient, um den Gipfel (Ekstase) zu erreichen. Normalerweise atmet der Mensch länger aus als ein. Die erste Stufe der Versenkung, die „Entziehung der Sinne", wird eingeschaltet, wenn die Einatmung infolge erhöhter Aufmerksamkeit bei dem „Herumschweifen" der Gedanken verlängert wird. So kommt zunächst der *Pendelatem*, als ständiger Begleiter dieses Herumschweifens, zustande und wird noch vertieft, indem er sich zum Pendelrhythmus verlängert.

Mit der weiteren Verlängerung der Einatmung, die dabei den Pendelrhythmus verläßt und die Ausatmung überwiegt, wird (von selbst) die zweite Stufe der Versenkung, die Konzentration, eingeschaltet. Diese wird ebenfalls vertieft durch die Dehnung auch der Ausatmung bis zum Verwischen der Grenzen von Ein- und Ausatmung.

Tritt nun das Maximum dieser Dehnung des *ununterbrochenen Atems* ein, so sackt die Lunge allmählich zusammen, dabei überwiegt die Ausatmung — die dritte Stufe, die Meditation, wird erreicht, und der *unmerkliche Atem* setzt ein, d.h. die Atmung wird immer kürzer und unmerklicher, lediglich die Ausatmung ist als Aushauch deutlich spürbar. Wenn schließlich der Atem sein Minimum der Ein= und Ausatmung erreicht hat und völlig unmerklich wird, so verliert man auch die Erinnerung an sich selbst, als Subjekt, und verschmilzt mit dem Objekt, erkennt es als Ding an sich — dies ist die vierte und höchste Stufe der Versenkung, die *Ekstase.*

Wie der Leser sieht, stellt die Ekstase keine unnatürliche, exaltierte Gefühlsduselei dar, sondern ist völlig normal und wird von uns viel öfter erlebt, als wir es ahnen. Praktisch geht jede neue Entdeckung, jedes Ergebnis einer intuitiven Einsicht, jede Inspiration eines Künstlers, eines Wissen= schaftlers, eines Genies aus einem solchen ekstatischen Zu= stand hervor. Zwar hört man das Wort „Ekstase" nicht gern und bringt es mit allerlei phantastischen, mystischen oder religiösen Erlebnissen in Verbindung, jedoch sehr zu Un= recht. Dieser Zustand wird durch das Wort „Verzückung", das oft mit „Ekstase" gleichgesetzt wird, nur bedingt richtig wiedergegeben, da es nur ein einziges Element der Ekstase, nämlich das Entzückt=Sein, ins Schwelgerische steigert und damit verzerrt. Wie wir bereits angedeutet haben, bedeutet der Begriff „Ekstase" das „Heraustreten aus den Sinnen", womit das Heraustreten aus dem gewöhnlichen und als beschränkt geltenden Bereich der Sinne gemeint sein mag — die Verheißung der ganzen Yoga=Lehre. Darüber hinaus wird diese höchste Stufe der Versenkung, die nicht lediglich Mystikern, sondern auch sämtlichen Genies: Künstlern, Denkern usw. zugänglich ist, durch folgende Merkmale gekennzeichnet:

1) Die dadurch gewonnene Inspiration kann sich auf ein beliebiges Gebiet beziehen, braucht also keine religiöse oder mystische Vorbereitung und Vertiefung;

2) sie wird nicht durch intellektuelle Bemühung irgend= welcher Art erreicht, obwohl durch sie vorbereitet, sondern einzig und allein gleichsam als „Feuer des Zeus" vom Him= mel heruntergesandt, und als Einwirkung von oben, als

„Kuß der Muse" oder „Berührung durch den Genius" trifft sie den begnadeten Menschen unverhofft und ohne Zutun seines Willens;

3) sie stellt immer etwas Neues dar, einen weiteren Schritt vorwärts, lichtwärts, in die Gefilde des Geistes;

4) sie besitzt eine ungeheure „magische" Kraft, mit der sie die Welt zu erobern vermag; sie hebt ihren Verkünder, über das Mittelmaß hinaus: er eilt seiner Zeit voraus, und seine geniale Schöpfung oder Idee überdauert alle Wider=sacher und Feinde.

Wie der Leser sieht, bedeutet dies weit mehr als lediglich ein „Entzückt=Sein", obwohl jeder Mensch, der einer solchen Ekstase einmal teilhaftig wurde, auch eine ekstatische Freude daran empfunden hat (man erinnere sich, daß selbst die niedrigste Stufe dieser Ekstase, der „himmlische" Geruch oder Geschmack, mit Entzücken erlebt wird).

So zeigt Yoga einem jeden Übenden den Weg — ein Genie zu werden. Es ist behauptet worden, daß Genie zu etwa 5 % Begabung und 95 % Fleiß sei. Man könnte diesen Satz dahin abwandeln: Wenn Sie etwas Begabung (die ja schließlich jeder Mensch in den Tiefen seiner Seele hat) Ihr eigen nennen und genügend Konzentration aufbringen, liegt es in Ihrer Macht, ein Genie zu werden. Sie können ein zweiter Beethoven, ein zweiter Shakespeare, ein zweiter Kant oder Einstein werden — vorausgesetzt, daß Sie ebenso-viel Energie, Fleiß, Willenskraft und Zielbewußtsein — lauter Eigenschaften, die das Wort Konzentration in sich faßt — daransetzen wie diese Genies.

Es gibt in der Natur ein Gesetz, das uns zunächst von der Mechanik her bekannt ist, das Gesetz der *Stromlinie,* mit dem das Leistungsmaximum bei einem Minimum an Kraftaufwand bestimmt wird. Nach diesem Gesetz (auch als Joukowskische Transformation des Kreises[1] bekannt) liegt der Kulminationspunkt der Leistungsmaximum=Kurve genau $3/4$ des Weges vom Anfang entfernt. Je steiler der Aufstieg ist, um so eher tritt das Maximum der Leistung ein, um so schneller wird auch die Kraft verbraucht und be=ginnt die Kurve wieder zu sinken.

[1] $\xi = 2\,a \cdot \cos \varphi$
$\eta = 2\,a\,\varepsilon\,(1 + \cos \varphi)\sin \varphi$

Ein Beispiel: *Napoleon Bonaparte* trat im Jahre 1791 auf die politische Bühne, als er den Kampf gegen die Aufständischen auf Korsika führte, den er dann mit der Einnahme von Toulon (1793) entschied. Er trat von der politischen Bühne ab, als er endgültig nach der Insel St. Helena verbannt (1815) wurde. Wenn wir nun diese Zeit seiner politischen Tätigkeit, d. h. 24 Jahre, als seine Leistungskurve betrachten und $^3/_4$ davon nehmen, so kommen wir zum Jahre 1809, also zu einer Zeit, da er — nach dem Frieden von Wien (14. 10. 1809) — unbestritten auf dem Gipfel seiner Macht stand. Selbst wenn wir sein ganzes Leben von der Geburt (1769) bis zum Tode (1821), das ja ein ständiger Aufstieg war, nehmen, so ergeben $^3/_4$ seiner Lebenszeit von 52 Jahren wiederum das Jahr 1808, also ziemlich genau dasselbe. Betrachten wir das Jahr 1785, in dem er in die Armee eintrat, als Anfang seiner militärischen Karriere und wieder das Jahr seiner Verbannung (Oktober 1815) als Abschluß, so erhalten wir nach der gleichen Rechnung das Jahr 1808; und die letzte Probe: $^3/_4$ der Zeit vom Eintritt in die Armee bis zu seinem Tode ergeben das Jahr 1812 als den Kulminationspunkt seiner militärischen Kampfkraft, die von diesem Jahr (Feldzug gegen Rußland) an zu sinken begann.

Solcher Beispiele könnte man beliebig viele anführen und würde immer zu dem Resultat kommen, daß, je langsamer der Aufstieg der Leistungskurve ist, um so länger die Leistungsfähigkeit erhalten und wirksam bleibt. Viele Dichter und Wissenschaftler haben eine langsame Entwicklung durchlaufen und sind erst in späteren Jahren weltberühmt geworden. Der große russische Dichter Puschkin hatte die schlechteste Note im Russischen, und Einstein mußte von seinem Lehrer in der Schule oft das zweifelhafte Lob einstecken: „Einstein, du taugst ja nichts!" Nicht das schnelle Aufflackern und ebenso schnelle Erlöschen des Sterns eines „Wunderkindes", sondern eiserne Energie und konzentrierter Wille führen zum größten Erfolg, wie etwa im Falle Enrico *Carusos*, der fünfzehn volle Jahre um Anerkennung kämpfen mußte; erst als er fast am Rande der Verzweiflung stand, stieg seine Erfolgskurve sprunghaft an.

Aus diesem Gesetz folgt die einzig richtige Nutzanwendung: die Steigerung der Konzentration, im Leben wie auch im Yoga, muß ganz allmählich vor sich gehen, so daß es der Körper „nicht zu merken" vermag, dafür muß aber die Anstrengung um so unablässiger sein! In der Ausdrucksweise des Yoga heißt das: *Entspannung in der Spannung* — eine Formel, der wir schon oft begegnet sind.

Kehren wir zurück zu unserer Praxis der Versenkung. Die oben erwähnten vier Stufen — Entziehung der Sinne, Konzentration, Meditation und Ekstase — kommen, so leicht sie auch theoretisch voneinander zu unterscheiden sind, in der Praxis nicht immer getrennt vor, sondern müssen in jedem Fall mehr oder weniger alle vorhanden sein.

Wir wollen diese vier Stufen nunmehr von der praktischen Seite aus kennenlernen. Da in allen authentischen Texten vorwiegend von der Meditation als geistiger Übung die Rede ist, kann man die vier Stufen der Praxis als vier Meditationsarten betrachten:

1) Grobstoffliche Meditation

Diese Art kennen wir bereits — es ist die von uns auf Seite 115 erklärte Konzentration auf die Augenbrauenmitte. Streng genommen ist sie keine ausschließliche Konzentration, obwohl diese Stufe den größeren Teil der Übung ausmacht. Dies geht schon aus dem Umstand hervor, daß erstens der Atem nicht plötzlich aus dem bisherigen Rhythmus (Ausatmung etwas länger als Einatmung) in den *ununterbrochenen* übergehen kann, sondern zunächst etwa die Hälfte der Zeit pendelartig bleibt, und daß zweitens auch das Bewußtsein nicht, wenigstens auf dieser Anfangsstufe, im Nu auf ein Gefühl oder Bild konzentriert werden kann. Deshalb muß zu Anfang das Trägheitsmoment des Körpers und des Bewußtseins überwunden werden. Auch der Effekt dieser Übung, wie auch im einfacheren Falle von Geruch oder Geschmack, kann nicht eintreten, solange das Bewußtsein konzentriert ist, sondern erst in dem Augenblick der Entspannung, nachdem der Gipfel der Konzentration erreicht ist — in unserer Übung von 20 Minuten also nach etwa 15 bis 16 Minuten ($^3/_4$ der Gesamtdauer) und spä=

testens kurz vor dem Ablauf der 20 Minuten. Ein längeres Sichbemühen ist keineswegs anzuraten, ebensowenig wie man sich anstrengen soll, um den unmerklichen Atem herbei= zuführen. Obwohl durchaus feststeht, daß der Effekt (Ek= stase) nur bei dem unmerklichen Atem oder sogar bei dem Atemverharren eintreten kann, darf man diese Atemweise nicht zu erzwingen versuchen, da sich die Atmung früher oder später — am Anfang erst nach mehreren Versuchen — von selbst darauf umschaltet. Hier liegt auch der Grund, warum eine gewisse, nach der oben angeführten Formel un= gefähr zu bestimmende Zeit vom Anfang der Übungen bis zum Erfolg verstrichen sein muß, nämlich weil die Atmung erst in den Zustand des Verharrens (Laya) gebracht werden muß. Dafür aber kann man mit dem Fortschreiten der Praxis später die beiden ersten Stufen fast völlig ausschal= ten und ziemlich bald mit dem unmerklichen Atem anfangen.

Die ersten Anzeichen des Erfolges dieser ersten Stufe (grobstoffliche Meditation) sind ein vom ersten Tage an feststellbares reges und klares *Traumleben*. Selbst wenn Sie sonst in der Nacht nicht träumen, werden Sie schon in der ersten Nacht einen sehr lebendigen Traum haben. Die Lebendigkeit, Klarheit, später sogar der logische Zusammen= hang zwischen einzelnen Teilen eines Traumes und mehre= ren Träumen werden durch diese Übung mehr und mehr gesteigert. Aber der eigentliche Effekt sind die sogenannten „seltsamen Bilder", für die Sie zunächst weder eine Erklä= rung, noch den logischen Ursprung, noch andere Anhalts= punkte finden können. Diese Bilder (vor geschlossenen Augen während der Übung) sind noch ziemlich ungenau und erinnern an verblichene alte Fotos oder an die normalen Gesichtseindrücke, die Sie mit offenen Augen im Zwielicht erhalten — mit einem Wort „unterbelichtete" Bilder.

Sie erscheinen nur für einen kurzen Augenblick, dann verschwinden sie wieder und lassen den Übenden in ziem= lichem Zweifel über ihre Beschaffenheit und Bedeutung zurück. Auf dieser Stufe erscheinen sie als Sinnestäuschun= gen oder Halluzinationen und werden auch dafür gehalten. Erst bei weiterem Üben erhellt ihr Sinn.

2) Licht=Meditation

War der Gegenstand der grobstofflichen Meditation das Dunkel vor geschlossenen Augen oder irgendein grobstoff= liches Objekt, wie eine Mondscheibe, die man sich bei ge= schlossenen Augen vorstellt, nachdem man sie eine Zeitlang betrachtet hat, so ist die Vorstellung einer strahlenden Sonnenscheibe der Gegenstand der Licht=Meditation. Man beginnt damit in der Regel nicht, bevor man in der grob= stofflichen Meditation diese strahlende Sonnenscheibe als eines der „seltsamen Bilder" gesehen hat.

Diese Stufe ist überwiegend der Konzentration gewidmet, welche etwa $3/4$ der ganzen Übungszeit währt und immer tiefer wird. Sie zeigt folgende Merkmale: zunächst ein star= kes, fast schmerzhaftes Druckgefühl im Kopfzentrum ober= halb des (weichen) Gaumens, an der Stelle, wo sich erstens die Hypophyse und zweitens der Knoten der beiden Seh= nerven befindet. Aus dieser benachbarten Lage erklärt sich die Entstehung der Gesichtswahrnehmungen durch Einwir= kung des Willens (Hypophyse=Zentrum) auf die Verbin= dung der Sehnerven (chiasma opticum). Das zweite Merkmal dieser Stufe ist eine fühlbare *Wärme* im Bereich des Steiß= beines, die mit fortschreitender Übung zu einer regelrechten Hitze wird — offensichtlich eine Folge der Einwirkung der durch die Konzentration angeregten Lebensenergie (Prana) auf das äußere Ende des Rückenmarks. In der geheimen Sprache der Yogis bedeutet dies die „Erweckung des Kunda= lini=Feuers", das entlang dem ganzen Rückenmark hoch= steigen muß, wie es tatsächlich auf der nächsten Stufe emp= funden wird; schließlich dringt es bis zur Zirbeldrüse vor, die es gleichsam wie eine Lotosblume aus dem Schlafe weckt und zum Erblühen bringt.

Die restliche Zeit — etwa ein Viertel der ganzen Übung — entfällt auf die eigentliche Meditation und den unmerk= lichen Atem und endlich auf die Ekstase, die länger als auf der ersten Stufe dauert und in zwei Phasen abläuft. Zu= nächst zeigen sich wieder die „seltsamen Bilder" wie bei der grobstofflichen Meditation, und nach einer Weile taucht die Erklärung dieser Bilder auf, als eine Art Antwort auf die Fragen, die uns die zuerst erlebte Ekstase gestellt hat. War sich der Übende auf der ersten Stufe („seltsame Bilder") im unklaren darüber, was diese Bilder bedeuten sollten, so erkennt er sie nunmehr als durchaus normale Bilder, aller= dings unter ungewöhnlichem Gesichtswinkel, etwa von oben, von unten oder von der Seite, gesehen. Auf jeden Fall fällt das Element der Sinnestäuschung insofern weg, als man auf die sich in diesem Zusammenhang spontan erheben= den Fragen sogleich Antwort in Bildern erhält. Sieht man zum Beispiel ein Haus oder einen Menschen und stellt sich unwillkürlich die Frage, was sich wohl in diesem Hause be= finden oder was dieser Mensch in seiner Tasche haben mag, so *sieht* man augenblicklich das Innere des Hauses bzw. den Inhalt der Tasche, ja man kann sogar durch jedes Hindernis und auf jede Entfernung den gewünschten Gegenstand genau sehen — jedoch *nicht perspektivisch*, d. h. nicht durch Entfernung verkleinert, sondern beliebig nah. Während unsere Sinneswahrnehmungen bei zunehmender Entfernung abnehmen, sieht man auf dieser Stufe Gegenstände und Landschaften unabhängig von der Entfernung, d. h. sozu= sagen „raumlos".

Ist dieses „Gesicht" eine Sinnestäuschung im Sinne der eingebildeten *Autosuggestion*? Nun, man kann und muß jedes Gesicht dieser Art auf seine Wirklichkeit hin prüfen. Wenn man beispielsweise ein Haus gesehen hat und sich über dessen Inneres Gewißheit verschaffen will, oder den Inhalt der Tasche eines Menschen u. ä., so kann man jedes= mal hingehen und sich an Ort und Stelle vergewissern oder den betreffenden Menschen fragen, ob das Gesehene der Wahrheit entspricht. Kann diese Nachprüfung nicht vorge= nommen werden, so ist das Gesehene, bei all seiner schein= baren Wichtigkeit, letzten Endes wertlos.

Was ergeben nun derartige Nachprüfungen? Das Resultat ist merkwürdig genug. In den meisten Fällen gehört das Gesehene der *Wirklichkeit* an, jedoch nicht unmittelbar, zu= mindest nicht der Gegenwart; es mag der Vergangenheit entnommen sein, mag ferner sogar der Gegenstand der Ge= danken anderer, nicht aber des Übenden selbst, gewesen sein oder erst werden. Seine eigenen Gedanken oder Ein= bildungen sieht der Übende seltsamerweise nie, jedenfalls nicht am Anfang dieser Versuche. Darüber hinaus wird alles immer etwas anders, unter einem anderen Gesichtswinkel oder unter anderen Umständen als erwartet gesehen und dabei in eigener Bewegung, die mit der erwarteten Tätigkeit nicht übereinstimmt. Diese Merkmale genügen, um den Einwand, es handle sich um Autosuggestion oder gar Halluzination, zu widerlegen, da diese Gesichte sich stets als „richtig", wenn auch „zeitlos" erweisen. Immerhin besteht das Täuschungsmoment darin, daß man auf dieser zweiten Stufe nie sicher sein kann, ob das Gesehene wirklich der gerade erlebten Zeit angehört.

So verfährt man, bis sich wiederum ein neues Gesicht, als Merkmal der nächsten Stufe, gezeigt hat.

3) Tropfen=Meditation

Diese Stufe trägt ihren Namen aus einem bestimmten Grund, dem gewöhnlich nicht genügend Rechnung getragen wird, wie wir noch sehen werden. Der Gegenstand dieser Meditation, der wie immer das Resultat der vorhergehenden sein soll, ist die Vision einer flackernden, hellen *Flamme*, die alle anderen Gesichte überblendet und mehrere Sekunden vor (geschlossenen) Augen leuchtet, worauf sie langsam erlischt, eine nachhaltige, glühende Spur hinterlassend. Diese Vision der Flamme ist gewissermaßen ein Meilenstein am Scheidewege; jeder Übende muß sich entscheiden, ob er weitergeht oder sich in neuen Gesichten und Erscheinungen verfängt.

Die Gesichte dieser Stufe weisen einige markante Merkmale auf: sie sind alle farbig, helleuchtend, und diese blendende Leuchtkraft steht den normalen Gesichtswahrnehmungen bei vollem Tageslicht in keiner Weise nach. Bei dieser Gelegenheit möchten wir mit Nachdruck darauf hinweisen, daß die bisher erlebten Gesichte, und besonders auch die der dritten Stufe, keineswegs symbolische Bilder sind, die ihres mystischen oder allegorischen Charakters wegen einer entsprechenden Deutung bedürften. Ganz im Gegenteil — sie erscheinen ebenso „echt" und normal, als hätte beispielsweise ein Blinder plötzlich das Augenlicht wiedererlangt, stellen also durchaus gewöhnliche Bruch=

stücke unserer täglichen Welt dar, wenngleich sie im all=
gemeinen „raumlos" und „zeitlos", d. h. weder durch Raum
noch durch Zeit beschränkt sind.

Wenn Sie ein solches Gesicht erleben, so gleichen Sie
einem U-Boot-Kommandanten, der sein Fernrohr für einige
Augenblicke heraussteckt, um Umschau zu halten, und es
dann zurückzieht. Sie sind ihm jedoch insofern unendlich
weit überlegen, als er lediglich das sehen kann, was unmittel=
bar in sein Blickfeld fällt, Sie jedoch alles in beliebiger Ent=
fernung (in Raum und Zeit) und dazu noch durch jedes
materielle Hindernis hindurch zu sehen vermögen! Diese
ans Wunderbare grenzende Möglichkeit sollten sich alle
Blinden zunutze machen, da man dazu weder Augen noch
Sehnerven benötigt, denn die Wirkung erstreckt sich auf
das Sehzentrum, ja sogar auf das „Dritte Auge", das bei
Blinden wie bei allen anderen Menschen unabhängig vom
physischen Organ funktioniert.

Das zweite typische Merkmal dieser dritten Stufe ist das
„Nachglühen" des Gesehenen während einiger Augenblicke,
nachdem Sie die Augen geöffnet haben — so als hätten Sie
auf ein grelles Licht geschaut und daraufhin die Augen ge=
schlossen. Auf dieser Stufe können Sie auch in bezug auf
Zeit richtig sehen, obwohl die Vollkommenheit des Gesichts
erst auf der vierten, höchsten Stufe erlangt wird.

Es gibt noch ein drittes Merkmal dieser dritten Stufe: die
psychische Kraft, die sich in Verbindung mit dem Gesicht
und während seiner ganzen Dauer offenbart. Sie können
auf das Objekt Ihrer Vision einwirken, es beherrschen und
unter Ihre Gewalt bringen. Ist es ein Mensch, so können Sie
ihn beeinflussen, so daß jeder Ihrer Gedanken und Wünsche,
die Sie ihm während Ihres Gesichts übermitteln, von ihm
blindlings übernommen wird, als wären es seine eigenen
Gedanken und Wünsche.

Zu dieser Fähigkeit gelangt der Übende allerdings erst
dann, wenn er die dritte Stufe speziell zu diesem Zweck bis
zum Extrem entwickelt. Hat er eine solche Absicht und ist
er nicht standhaft geblieben, so gerät er in eine Sackgasse,
die ihn früher oder später ins Verderben führt, da er noch
nicht die notwendige Gleichgültigkeit solchen gefährlichen
Kräften gegenüber aufzubringen vermag und der Ver=

suchung eigener Wünsche unbedingt unterliegen würde. Vom richtigen Pfad abgekommen, wie ein gefallener Engel, muß er zurückfinden und seinen Weg von vorn beginnen.

Die oben erwähnten Kräfte werden in allen Einzelheiten in Kapitel III des *Yoga=Sutra* beschrieben. Sie erklären sich aus der Tatsache, daß die dritte Stufe der Versenkung („Tropfen=Meditation") das Willenszentrum des feinstoff= lichen Körpers öffnet. Dieses Zentrum bildet das Bindeglied zwischen der Materie und dem Geist (dem Höchsten Selbst), und der Geist ist imstande, seine absolute Macht über die Materie auszuüben, solange das Zentrum geöffnet bleibt, d. h. für die Dauer der Vision. Ist sie erloschen, so erlischt auch diese „magische" Kraft.

Hält jedoch der Übende der Versuchung des „eritis sicut Deus" („ihr werdet sein wie Gott") stand, so läßt er diese Kräfte auf sich beruhen, da er sie mit Sicherheit auf der nächsten Stufe alle und für beliebige Dauer wiedererlangt, nachdem er zu einem Adepten, einem Meister, geworden ist, der nichts mehr für sich selbst beansprucht, da er ja alles erreicht hat, und von nun an nur noch um die Entwicklung und Selbsterkenntnis der Menschheit, ja der ganzen Welt besorgt ist.

Was kennzeichnet nun die Technik der Übungen dieser dritten Stufe? Wird dem Übenden die strahlende Vision der heiligen Flamme zuteil, so zeigt ihm diese Vision zu= gleich den Gegenstand seiner künftigen Versenkung — die Flamme. Sie ist in der dichterischen Ausdrucksweise der Yogis das „Feuer der Gottheit *Kundalini*, welches den Rük= kenmarkkanal hochgestiegen ist und sich dem Übenden in der Augenbrauenmitte offenbart hat". Tatsächlich hat der Übende das Empfinden, daß eine heiße Welle, „dem ge= schmolzenen Golde gleich", sich in den Rückenmarkkanal ergießt und während des Hochsteigens allmählich den gan= zen Körper bis zum Kopf durchdringt. Diese Hitzewelle ist so stark, daß sie sich auch äußerlich spüren läßt. Tibetanische Yogis bedienen sich oft dieser „psychischen Wärme", um sich mitten im kalten Winter zu erwärmen — sie treiben es sogar so weit, daß selbst der Schnee um ihren nur in ein Tuch gehüllten Körper schmilzt. Das Hochsteigen der inne= ren Hitzewelle geht der Vision der Flamme voraus, und so=

bald dieses Flammengesicht erscheint, ist der Übende reif für die *Versenkung in die Flamme*, die ihm dann immer wieder erscheint und ihn ermahnt, nach weiterer Vervollkommnung zu streben, indem er die magischen Kräfte von sich weist.

Die eigentliche Meditation nimmt auf dieser Stufe den größten Teil — etwa drei Viertel der Gesamtübung — in Anspruch. In der Bezeichnung „Tropfen=Meditation" ist ein verschleierter Hinweis auf die Technik dieser Stufe, Versenkung in die strahlende Flamme (tropfenförmig!), enthalten.

Die Gesichte dieser dritten Stufe sind ebenfalls dreifach und kommen eins nach dem anderen: zunächst „seltsame Bilder", dann Antworten auf gedachte Fragen und schließlich ein plötzliches Aufflammen farbiger Bilder, das am Ende durch die Erscheinung der flackernden weißen (Kerzen=)Flamme abgelöst wird, oder auch durch ein jäh aufblitzendes blendendes Licht. Die ersten zwei Arten von Visionen können auch ausbleiben, dann erscheint die Flamme oder ein farbiges strahlendes Bild allein. Zeigen sich jedoch längere Zeit nur die ersten zwei Arten von Visionen, so ist dies ein Zeichen, daß die Übung weiter entwickelt werden muß.

4) Feinstoffliche Meditation

Diese vierte und letzte Stufe wird erklommen, wenn der Übende in einer Vision der Flamme *sich selbst als mit der Flamme vereint* empfindet. Dies ist von nun an sein Meditationsobjekt. Er hat die Feuertaufe bestanden und soll nun dieses Gefühl des Einsseins mit der Flamme, die ja das Symbol seines Geistes ist, in der weiteren Meditation verwirklichen. Er widmet sich jetzt nur noch der Meditation, die die ganze Übungszeit einnimmt, bei völliger *Entspannung* des Körpers, der Atmung und des Bewußtseins. Des weiteren: sein Meditationsobjekt ist nicht mehr irgendein Bild, Symbol oder Ding der äußeren Welt — er hatte ja bereits auf der dritten Stufe die Möglichkeit der Erkenntnis der ganzen Welt in allen Einzelheiten, und er konnte nach Belieben eine Einzelheit nach der anderen seinem allwissenden Dritten

Auge zur Erkenntnis vorhalten. Auf der vierten Stufe jedoch bleibt noch ein Objekt, mit dem er sich von nun an beschäf= tigen und das er erkennen muß — sein eigenes „Ich". Er muß sein „Ich=Gefühl", als erschiene es in Gestalt einer Flamme, zum Gegenstand seiner Versenkung oder vielmehr seiner Meditation machen.

Die Schwierigkeit dieser Meditation liegt in der Unmög= lichkeit, sich selbst als abgetrennten und einzigen Gegen= stand zu betrachten — man darf dabei also nur sich selbst und *nichts* außerhalb des Ich=Gefühls sehen, fühlen oder sonstwie wahrnehmen. Schon ein leiser Gedanke, eine schwache Wahrnehmung, und seien sie noch so flüchtig, versetzen den Übenden zurück in die Welt der Objekte; er muß aber bei sich selbst als Objekt und Subjekt zugleich bleiben, ja noch mehr — er muß, wie es auch bei jeder ande= ren Ekstase der Fall ist, mit dem Gegenstand seiner Kontem= plation eins werden und sogar die Vorstellung: „Ich bin mir dessen bewußt" verlieren. Jede Anstrengung, dieses Sub= jektivieren von sich selbst aufrechtzuerhalten, stört die absolute Entspannung, die der einzige Zustand seines Be= wußtseins sein muß. Nur völliges Nichtstun wäre der Gegen= pol, der diese höchste aller Erkenntnisse dem absoluten Nichtsein gleichsetzen würde. Es wäre dann *niemand* mehr vorhanden, der die Widerspiegelung der ganzen Welt in der Oberfläche des Bewußtseins=Sees und dessen Grund sähe. Was würde uns das *Nirwana* nützen, wenn dieser all= selige Zustand nicht, von *keinem* von uns, wahrgenommen werden könnte?

Auf dieser vierten Stufe erlebt der Übende in der Medi= tation am Ende den Nirwana=Zustand. Er wird aber erst als die vierte und höchste von allen anderen Wahrnehmungen erreicht. Zunächst entstehen wieder, eins nach dem anderen, alle Gesichte der vorhergehenden drei Stufen, diese Gesichte werden jedoch mehr und mehr *überdimensional*, d. h. sie gehören nicht mehr einer bestimmten Dimension oder Rich= tung an wie vorher. Der Übende auf den drei ersten Stufen hat sich etwas vorgenommen, und er sieht in der ent= sprechenden Meditation den Gegenstand seiner Wahl und *nur* diesen Gegenstand, als betrachte er ihn durch ein Fern= rohr. Auf dieser höchsten Stufe jedoch sieht, hört und emp=

findet er nach *allen* Richtungen zugleich und kann, wenn es ihm beliebt, auch *zeitlich* nach allen Richtungen, in Gegenwart, Vergangenheit oder Zukunft, zugleich oder getrennt alles erkennen.

Dieser Zustand der Verklärung seines Wesens, durch die ihm *alle* Kräfte ohne jegliche speziell darauf gerichtete Konzentration oder Übung spontan offenbar werden, entspringt seinem erwachten Geist, der sich, durch diese Verklärung seiner eigenen göttlichen Natur inne werdend, von den Banden der Natur befreit. Die endgültige Erlösung jedoch wird ihm zuteil, wenn er diesen Zustand nicht nur während der Kontemplation, sondern als sein ständiges Bewußtsein aufrechterhält. Indem er sich als Ebenbild Gottes, als Sohn Gottes erkennt, und damit als vollkommen, allselig, allwissend, allgegenwärtig, ewig, allmächtig und göttlich, und indem er dessen ständig gewahr bleibt, weilt er in der Welt nicht um seiner selbst willen, sondern einzig und allein in unablässiger Sorge um die ganze Menschheit, ja um alle Wesen und den kosmischen Willen Gottes, den er wie im Himmel also auch auf Erden geschehen hilft.

REGISTER

Weitere interessante Titel

ht humboldt-taschenbücher

humboldt-taschenbücher (in Klammern die Bandnummer)